NEVERLAND
A HISTÓRIA DE EMMA

MARIA H. WINK
ILUSTRAÇÕES DE LOGAN PORTELA

Editora Verso

Editora InVerso

R. Doutor Goulin, 1523 Alto da Glória
CEP 80040-280 Curitiba-PR
(41) 3254-1616 e (41) 3558-8001
editorainverso@editorainverso.com.br
www.editorainverso.com.br
Facebook.com/editorainverso
Instagram @editorainverso

COORDENAÇÃO EDITORIAL
Cristina Jones
Editora InVerso

REVISÃO
Carlos W. Jorge

ILUSTRAÇÃO
Logan Portela

CAPA, PROJETO GRÁFICO E ARTE-FINAL
Adriane Baldini

DADOS INTERNACIONAIS DE CATALOGAÇÃO NA PUBLICAÇÃO (CIP)
Mona Youssef Hammoud – CRB/ 9ª 1393

D296n

DECON, Maria Helena Wink Moreira. **Neverland: a história de Emma.**
Logan Portela [il.] Curitiba: InVerso 2019
286p. 15 cm X 21cm - PTBR

ISBN: 978-85-5540-203-6

1. Literatura brasileira. 2. Ficção. 3. Distopia.
4. Romance I.Título

CDD. B869.1

Literatura brasileira: B869.1 Ficção: 656.6

Dedico este livro à minha professora,
Meire Ferrari de Castro, que disse que eu podia.

O INÍCIO

Neverland nunca foi pré-determinado. O livro apareceu de repente na minha vida. Minha própria mente andava cobrando a minha criatividade, e o que fazer com essa caixinha de ideias? Bom, garanto que escrever um livro não foi a primeira opção, mas, de todas, foi a que deu mais certo. Inspirei-me em tanta coisa, desde os clássicos da literatura até animes e mangás que eu andava vendo. Neverland só surgiu por eu ter assistido a um anime, que foi a chave-mestra para eu criar todo o universo da obra. Eu me ligo fácil com as coisas, principalmente livros, então deve ter sido por isso que comecei a rabiscar a ideia da Emma, do Alex e do Joseph. De pequenos jovens de 14 anos, para grandes jovens de 14, 16 e 17 anos. Talvez os sentimentos que o livro queira passar sejam os meus sentimentos que eu quero tanto demonstrar. Desde a dor até a esperança, neste livro são os meus próprios sentimentos que custam tanto a serem verdadeiramente expressados. Neverland é a minha forma de dizer ao mundo quem sou, pois ainda há muita história para contar.

PRÓLOGO

A vida é simples de apreciar. Pequenos detalhes se tornam futuras possibilidades e caminhos em que a escolha é livre. O automático, neste caso, é como um cogumelo venenoso em um lindo bosque. Um pobre coitado que, enfeitiçado pelo cogumelo, passa a cheirá-lo e, ao sentir seu odor doce, abocanha o pacote de morte. Os corvos e abutres olham, já sabendo que lutarão às bicadas uns contra os outros para que possam aniquilar o corpo e deixar o resto do trabalho com a natureza. O sistema automático é a perdição, o apocalipse.

Emma não reconhece esse cogumelo, pois sempre comeu a fruta sem cheiro e sem gosto. Ela não conhece o automático, e também não conhece a liberdade.

Todas as manhãs, Emma acorda com o despertador. Não é um som completamente agudo, mas, caso você não acorde, o "bip" se tornará claramente o inferno. Acorda, se troca com o uniforme simples, mas macio, e que tem um bom cheiro. Não possui mais de um, e sempre o deixa no cesto, mas de manhã sempre está ali um novo para usar. Ela veste a blusa caramelo ofuscado, coloca o blazer, veste sua saia da mesma cor, meias brancas, sapatos sem cadarço marrons. Amarra os cabelos loiros de pontas laranja, mas sempre mantém a franja.

Logo parte para a cozinha enquanto desce as escadas, brancas como a casa inteira. Com dois andares, não tem janelas, apenas um duto de ar muito acima do que seu corpo de quatorze anos pode alcançar. Ela se senta, e o café já está na mesa. Ele muda ao longo da semana ou do mês, mas continua similar. Dessa vez comerá ovos e pão com geleia — ela não identifica o gosto, apenas sabe que é doce. Há leite quente do lado do prato, e uma fruta. Uma metade de maçã. Não está murcha. Tem gotas descendo levemente pela casca vermelha, e o sumo ainda se encontra fresco.

Ela nunca tinha visto outro ser humano ao vivo afora a mulher que trabalhava no portão da escola.

Comeu no ritmo de sempre, na ordem de sempre. Já tinha desenvolvido uma ordem para comer, mas no final sempre sobrava bastante leite, então ela tinha que beber rápido, pois o carro estava chegando.

Era nesse momento, então, que ia para a escola. Batia a roupa e deixava ali seu prato. Logo pegava a mochila sobre a cadeira e a colocava com as alças sobre os dois ombros. Um carro preto já aguardava do lado de fora, e era sempre no mesmo horário que Emma saía de casa para entrar nele. Assim, quando entrava, não dava bom dia para o motorista, e nem dizia obrigado ao chegar aos portões da escola. Ela nunca fez isso com ninguém.

Nunca foi incentivada. Suas aulas eram muito particulares, e não lhe ensinavam boas maneiras. Aprendia o básico: as contas e a gramática. Também tinha um grande período de aulas em que era ensinada sobre Deus, e como tudo o que acontecia no mundo era uma missão divina. Tudo e todos deviam a Deus, e se sacrificariam a Deus.

Mas ela não.

O carro parte com Emma no banco de trás, sendo impedida de ver o motorista por uma barreira preta que separava os lados. Ele para após quinze minutos, que para a loira são entediantes. Ela não vê o caminho, pois as janelas são pintadas de preto.

Emma tem um machucado do lado esquerdo da cabeça, que ela gosta de cutucar. Quando se forma uma casquinha, ela a arranca ainda fresca para que saia sangue. Ela faz isso com todo o rosto, e assim, coleciona diversas cicatrizes.

Ela chega à escola e sai do carro. Não se importa com o cenário, que é apenas grama.

Ela chega ao portão da escola, onde uma mulher vestida de freira aguarda. Emma se posiciona de frente para o portão, e a mulher borrifa algo em seu pescoço. Ela passa um pano logo em seguida e lê o código de barras no pescoço da menina. É um código de barras nada fora do comum, e possui uma sequência logo abaixo: D12-11967.

O portão se abre, e Emma sobe em uma pequena plataforma de metal, que, ao clique do botão pela freira, eleva a menina até a sala de aula no segundo andar, ao lado das escadarias. A plataforma é levada por um único caminho, e, ao chegar à porta, aguarda.

Ela desce e entra na sala de aula, que está completamente vazia, com alguns lugares cobertos por cabines pretas à prova de som. Emma se senta na terceira fileira da parede, no primeiro lugar. Ao sentar-se e deixar a mochila debaixo da mesa, quatro paredes se levantam, e uma delas cria um teto, fechando sua cabine particular.

A aula começa imediatamente, e o professor na tela parece morto. Não tem vontade de falar, e tem um jeito melancólico.

Ela passa três horas estudando, e uma portinhola se abre na cabine, com um sanduíche e um iogurte branco. Esse é o seu lanche da manhã inteira, e, quando ela termina, é tudo recolhido automaticamente. O dever de casa, ela entrega por uma pequena gaveta. Em pouco tempo o papel é devolvido com todas as correções feitas em vermelho. Emma erra pouco.

No fim da aula o processo é o mesmo. Ela apenas deve voltar. O carro já está à sua espera no portão, e a loira não se despede da mulher.

Ela volta para casa, e ali está o almoço quentinho, recém-feito. Um bife, batata amassada, salada, macarrão e arroz. Do lado, um suco de uva. Quando termina, pega o pequeno chocolate em formato de bola que se encontrava mais ao lado, comendo-o e deixando o papel e a louça sobre a pia da cozinha, partindo para o quarto.

Ela coloca sua mochila sobre o banco, sentando-se na cama. Ela olha para o teto e suspira. Pensa que esqueceu algo na cozinha, e desce. A louça ainda está na pia, e ela se sente pela primeira vez confusa.

Pega um copo e o enche de água; pensa em pegar gelo. Abre a porta do congelador e tira da forma com facilidade os cubos de gelo, colocando-os sobre a água; ao entrar em contato com o líquido, o gelo trinca. Ela fica surpresa, e leva um gelo na mão, pingando.

Emma põe o copo ao lado da luminária, branca como quase tudo na sala. Ela pega as folhas que naquele dia foram impressas e as resolve. Começa por física, depois linguagem, matemática, e por fim, religião.

Se há algo que ela detesta, é religião.

Termina o dever e vai para a sala. Pega um livro na estante, que está vazia, com somente aquele livro. Ela o abre e lê, e fecha apenas de tardinha. Passaram-se três horas desde que começou a ler.

Ela vai tomar banho. Tira a roupa e joga no cesto, sabendo que amanhã terá uma limpa. Desamarra o cabelo, a esse ponto completamente bagunçado. Ele fede, então ela irá lavá-lo. Ela se olha no espelho, principalmente a indicação em seu pescoço.

D12-11967.

Ela estava no primeiro ano, sim. Agora estava.

Ela se banha, lava o cabelo e se seca no banheiro com a porta aberta, para o vapor sair. Tinha uma completa aversão ao úmido e ao calor, sempre preferindo quando era inverno, e recebia cachecóis e luvas para usar. Além de poder deixar o cabelo solto.

Sai então do banho e se veste no quarto. Deixou a toalha molhada no banheiro, pois no dia seguinte teria uma nova. Coloca o pijama e se deita na cama, cobrindo-se somente com o lençol.

Ela olha para o teto e pede que cantem para ela. Mas ninguém o faz, então se vira e dorme.

No dia seguinte, sua roupa está ali, então ela se veste.

Desce para o café e aproveita a salada de frutas e nozes que lhe foram servidos. Toma um suco de mamão, e tem a opção de passar mel em sua salada, mas não o faz.

Coloca a mochila nas costas e vai para a escola.

Ela chega e entra. Quando sobe a plataforma, jura que falaram.

— Bom dia, Emma.

Mas, quando se vira, a freira permanece muda, sem nem parecer respirar. Ela aperta o botão, e Emma vai para a sala.

Chegando, tudo corre bem. Seus deveres estão todos com pouquíssimas questões erradas, e por pouco.

Mas quando a garota se concentra na aula, o monitor desliga. As luzes internas de sua cabine se apagam, e após segundos a porta se abre. Emma se confunde, pois não havia chegado a hora de seu intervalo.

— Devo sair?

Ela sai, e vê vinte e oito cabines iguais às dela, nomeadas com códigos.

— D12-11456. D12-11528. D12-11927. D12...

Ela nota então a porta da sala encostada. Sai e vê sua escola em silêncio. Começa a andar pelos corredores, evitando encostar-se no metal dos caminhos que seguiam as plataformas. Ouve um som ao longe no corredor e segue até lá.

Quando vira a esquina, ela o vê.

UM

— Quem é você?

— Quem é você?, eu pergunto.

— Deve falar primeiro.

— Como sabe?

— Apenas diga.

— Joseph.

Emma repara em seu pescoço.

D12-33828.

E ele, no dela.

— Ah, Emma.

— Olá, Emma.

Ambos parecem receosos. Emma está séria, porém está tremendo de medo. Ela nunca viu um humano, menos ainda um garoto.

Eles se aproximam como totais animais. Rodeiam-se e tentam se tocar, com medo. Por fim, Joseph a toca no pescoço.

— Seu pescoço não diz o 33.

— E o seu não diz o 11.

Eles se entreolham.

— Espere, você é do terceiro ano?

— Ahn?... Sim. E você é do...

— Primeiro! Cacete!

— Cacete?

— Cacete!

Joseph a encara. Ele esboça seriedade, mas é atraente. É pálido, muito pálido, e de olhos azuis avermelhados. Ele e Emma têm isso em comum: Emma tem olhos azuis e rosa-claros, como um degradê de cima para baixo, assim como o garoto, que os tinha de vermelho para azul-marinho.

O garoto era alto, e tinha um cabelo azul-escuro acinzentado, muito peculiar. Era bagunçado, e parecia ter um volume maior, que formava uma espécie de topete.

Ambos se encararam mais um pouco, até Emma quebrar o silêncio e perguntar:

— Você sabe como saiu?

— Da cabine?

— É.

— Não. Ela só se abriu, depois do intervalo.

— Você não acha que isso está estranho?

— Como assim?

— Sabe, só nós dois sairmos das cabines de todas as salas desta escola.

— Agora que disse isso, parece bem estranho.

Emma saiu dali e começou a andar, seguindo os metais. O garoto pensa, e vai atrás dela.

— Aonde vai?

— Achar a sala dos professores.

— Isso nem deve existir. Nossos professores são gravados e dados para nós.

— Não são, idiota. Eles respondem às nossas dúvidas. Não é uma gravação, é uma transmissão.

— Ah, sim...

— Talvez seja aquela.

Emma aponta pela grade para uma sala do outro lado, no primeiro piso. Não havia nenhum caminho de plataforma que levasse até lá.

— Então vamos descer.

Os dois andaram até a escada, descendo ao primeiro piso e parando na frente da porta. Joseph abaixa a maçaneta, abrindo a porta.

— Destrancada.

— Devem ter muita confiança para deixar assim.

— Com certeza.

Emma tentou tomar a frente, mas Joseph barrou-a com o braço.

— Não, eu vou.

Então Joseph entrou, e Emma atrás. Era mesmo uma sala de professores, com um sofá grande na parede, num lado da mesa, e do outro, apenas uma poltrona. Sobre a mesa havia diversos papéis jogados sem o menor cuidado.

— Joseph, poderia ver os da mesa? Vou procurar nas gavetas.

— Tudo bem.

Os dois se separaram para procurar.

Emma foi até os armários, abrindo os que estavam destrancados. Os trancados, conseguiam arrombar com um soco, o que era surpreendente para ela. Em um deles encontrou diversos documentos de escolas, separadas por distritos.

Ela encontrou sua escola, que era Distrito 12. Outras escolas tinham nome, mas a maioria era batizada de Distrito Tal.

— Emma, eu achei uma coisa, venha ver.

— O que é? — disse a loira, se aproximando.

— Arquivos dos alunos.

— E?

— Achei nossos arquivos.

Ele estende o papel para Emma, que o pega.

> Documento Atualizado.
> Nome: Emma
> Número de Série: D12-11967
> Idade: 14
> Nascimento: 20/06
> Sala: 1-A
> Individualidade: Zero Impacto. Força.

— Esta foto é recente. Deixe-me ver o seu.

Joseph passa pela mesa o papel, continuando a ler alguns outros.

> Documento Atualizado.
> Nome: Joseph
> Número de Série: D12-33828
> Idade: 16
> Nascimento: 18/08
> Sala: 3-A
> Individualidade: Velocidade

— Individualidade?

— Agora leia este.

Joseph lhe entrega outro.

> Esse é um avanço incrível! Deus, oh Deus! Veja o quão longe estamos agora. Você nos disse que a carne é o sacrifício, e que se te dermos a carne perfeita, você nos perdoará pelos nossos pecados! Oh, Deus, infelizmente não são todos os que querem se redimir, malditos hereges. Mas não se preocupe, nosso Deus. Nós criamos uma forma de sempre te agradar. Criamos as escolas. Sim! Depois de muito mudar na genética humana, criamos crianças que serão vosso presente. Mudamos drasticamente a genética dos pais dessas crianças, e nós os mandamos reproduzir. Alguns foram contra, mas, por favor, entenda que a sociedade ainda é impura e não entende os milagres de você, meu senhor.
>
> Essas crianças viverão sabendo que sua vida confortável é sua obra, bom Deus. Ensinaremos a elas suas palavras e sobre a salvação. Entretanto, nossas crianças não devem se desenvolver mais do que 17 anos, e por isso as colheremos quando terminarem o terceiro ano. Elas não devem conhecer sentimentos nem afeto, então não lhes ensinaremos boas maneiras. Os livros que lerão serão apenas a bíblia e livros de nossa religião.
>
> Sabemos que quanto mais particulares nossos sacrifícios são, mais cedo chegará a terra. Então encheremos essas crianças de remédios em suas comidas, e desenvolverão suas individualidades de forma promissora.

— Isso é...

— Terrível?

— Terrível! Essa é a palavra.

Joseph abaixa a cabeça, ainda processando tal informação.

— Somos apenas sacrifício para um Deus. Que tipo de Deus iria querer um sacrifico humano?!

— Nunca nem nos ensinaram que seríamos isso.

— Eu não acredito. Isso não pode ser real.

Emma se sentou na poltrona, olhando para seus pés.

Joseph acompanha o movimento da loira, cabisbaixo. Ele então levanta o olhar, vendo um grande quadro na parede atrás de Emma.

— Emma, o mapa da escola!

— O que isso tem de útil?

A menina ainda estava de cabeça baixa.

— Se o pegarmos, podemos sair daqui.

Então a loira levanta sua cabeça e olha para o garoto, trocando olhares confiantes. Ela empurra a poltrona para o lado, puxando a mesa com extrema facilidade. Com a ajuda de Joseph, a garota alcança o quadro e retira toda a moldura, pegando o papel. Ambos analisam.

— Estamos na sala dos professores, que é próxima do portão.

— Saímos pelo portão?

— Não. Se fizermos isso corremos o risco de ter a freira lá.

— Então...

— Vamos pelos fundos. A porta provavelmente está trancada, mas talvez você consiga arrombar o cadeado.

— Entendi.

Emma se levanta, indo na direção da porta.

— Espere — ele diz.

— O quê?

— Não sabemos o que tem lá fora. Vamos para o depósito primeiro. É nos fundos — diz Joseph, confiante. — Mas como levaremos comida, remédios e essas coisas? Meus bolsos são muito pequenos, mal cabem uma borracha e apontador.

— Eu vi uma mochila numa dessas gavetas.

— Isso. Pegue.

Emma o faz. Entre as gavetas que havia revistado acha duas bolsas fundas.

— Elas estão com alguns pertences.

Joseph pega uma das mochilas e procura algo de útil, achando apenas um diário em branco.

— É inútil, vamos esvaziar.

Eles saem da sala com o mapa dobrado. Correm pelos corredores até os fundos da escola, vendo uma porta de madeira antiga. Não havia nenhum caminho de plataforma até lá.

— Faça teu nome — diz Joseph.

Emma se aproxima e apanha o cadeado. Com certa força o aperta e simplesmente o estoura.

— Genial, menina músculos.

— Eu vou te deixar para trás.

Ela abre a porta.

— Procure remédios, e eu procuro comida enlatada.

— Como sabe que tem comida enlatada?

— Um dia eu comi sanduiche de salmão. Ele sem dúvida era enlatado.

— Tudo bem.

Joseph foi para um lado e Emma para o outro. O local era muito escuro, mas Emma tinha um ótimo senso espacial. Ela procurou em várias prateleiras, e conseguiu uma boa quantidade de comida. Achou bolachas secas e muita água. Isso tudo não encheu nem metade da bolsa, então ela começou a pensar.

— Espere, se todo dia tem comida fresca na escola, deve ter algum pomar ou algo assim!

Ela se arruma para ir atrás de Joseph, e quando se vira o vê à sua frente. Ele está apavorado.

— Joseph?

— Emma...

— O que foi?

— Você... tem que ver isso...

Ela se aproxima.

— Joseph, você está azul. O que aconteceu?

Ele agarra a mão de Emma e a leva pelo depósito, apontando para uma pequena porta.

— Ali dentro.

— O que tem?

— Ali dentro! Abra e veja!

Um pouco desconfiada, Emma abaixa a maçaneta e empurra a porta.

DOIS

Pobre garoto.

— Por favor, não me machuquem.

Emma encara o garoto dentro da sala, depois olha para Joseph, e volta a olhar para o garoto.

Ela treme, pois nunca viu algo assim.

Um garoto tão esquelético, que se ficar de perfil desaparece. Parecia uma garota cujos cabelos curtos e lisos estivessem muito mal cuidados e completamente sujos. Ele usava uma camisola cinza, um pouco mais clara do que seus cabelos. Os olhos verdes estavam sem vida, e Emma percebeu outra coisa anormal, não só no menino, mas em si e em Joseph. Tinham todos duas cores nos olhos.

— O que aconteceu?

— Por favor, eu imploro. Não chamem eles.

A voz do menino era trêmula, e seus trejeitos indicavam pavor. Emma se aproximou, agachando-se na frente dele, que recuou.

— Calma, está tudo bem.

— Emma, vá com calma.

— Eu estou indo com calma.

Então a loira pegou a mão do garoto. Parecia que, se cortasse com uma lâmina, os ossos do garoto ficariam à mostra.

— Qual o seu nome?

— A-Alex.

— Certo, Alex. Meu nome é Emma, e aquele é Joseph. Como você veio parar aqui?

— Emma...

— Aqui. Você parece com fome. — Emma abriu a bolsa, tirando uma embalagem de bolachas cobertas de chocolate. — Pode comer.

— O-Obrigado.

Timidamente o garoto apanhou a embalagem e a abriu, tirando uma das bolachas e colocando sobre os lábios trêmulos. Ele hesitava.

— Vamos. Temos água também, e um pouco de suco de caixinha.

Ela oferece os dois, e Alex pega o suco. Joseph se aproxima, sentando-se ao lado de Emma. Ele observa o menino comer, enquanto seus olhos deixam de ser vazios.

— Muito obrigado. Eu estava com tanta fome!

— Há quanto tempo você não come?

— Acho que um mês... Mas meu relógio biológico está completamente quebrado.

— Entendo.

— Por que está aqui no depósito?

— Eles me colocaram aqui depois que minha cabine quebrou.

— Como assim, “quebrou”?

— Ela abriu de repente.

— Quando isso?

— Um ano atrás, quando eu estava no segundo ano.

— Ale...

— Posso ver seu pescoço? — interrompeu Joseph.

— Claro... — Alex levantou o cabelo.

— Eu sabia.

— Uh?

— Ele é o garoto que eu achei interessante.

— Como assim?

— No registro dele, dizia que ele não é desta escola.

— Aluno transferido?

— Alex, você se lembra de algo?

— Não... Nada além do normal. Até minha memória começar a falhar depois que a cabine abriu e eu fui trazido até aqui.

— Entendo, obrigada.

— Alex.

— Sim, Emma.

— Nós estamos fugindo. Será que...

De repente eles ouviram um estrondo. A porta do depósito foi arrombada, e alguém gritou.

— Eles com certeza estão aqui!

Emma e Joseph se encaram apavorados.

— Encha a boca de água, faça um gargarejo e cuspa. Isso vai tirar o hálito do chocolate um pouco. Vamos nos esconder naqueles armários, ok? — disse com confiança Emma.

— Certo.

Alex fez o gargarejo e jogou a água longe. Emma e Joseph se enfiaram no único armário que estava vazio, fedendo a mofo. O maior se inclinou e ficou observando pela fechadura o que aconteceria dali em diante.

Duas mulheres entraram. Tinham um físico muito estranho, quase artificial. Tinham uma cintura muito grande, e seios anormalmente grandes. Elas usavam capuz, que fazia parte de um maiô azul-escuro. Usavam meias nas coxas, que eram seguradas pelo próprio maiô. O salto alto era azul, e muito grande, em formato de cruz. Eram provavelmente freiras — o que ajudava a identificar era a enorme cruz no peito.

— Alexander.

— Senhorita Gabrieli...

— Onde estão as crianças?

— C-Crianças?

— É. As que saíram das cabines, igual a você!

— Eu não sei...

— Não minta para nós — disse a outra.

A maior tirou seu capuz, mostrando olhos azuis e cabelos castanhos curtos. A outra fez o mesmo, e era igual, apenas com o cabelo ruivo.

— Emma, essas mulheres são iguais de rosto e corpo.

— Continue olhando.

— Por favor, eu não sei de nada!

A menor chutou o garoto no rosto, pisoteando-o em seguida.

— Vá com calma, Maria — disse a maior, sendo provavelmente Gabrieli.

— Mas olhe para ele!

— Não queremos nada com ele, e você sabe.

A menor se encolheu.

— Devemos achar D12-11967 e D12-33828.

— Tsc... Deu sorte, garoto.

— Maria, procure pelo quarto.

Emma e Joseph arregalaram os olhos, e o maior voltou à posição normal. Eles se encararam, desesperados.

A ruiva começou a andar pelo quarto. O som de seus saltos na madeira era tudo o que quebrava o silêncio. Ela revirou gavetas e olhou nas cortinas. Andou em direção ao armário.

O coração de Emma começou a bater forte. Passou pela sua cabeça ficar desnutrida e surrada igual ao Alex. Ter um salto afiado contra sua cabeça.

Joseph tremia, segurava a respiração, piscava muito.

Quando a mulher parou na frente do armário, o socou. Emma soltou um grunhido, que foi coberto pela sua mão imediatamente.

A mulher se aproximou ainda mais, e cheirou o armário.

— Isso ainda fede a corpo morto.

— Então não tem nada. Vamos, Maria.

— Sim, Gabrieli.

Elas saíram do quarto, e após ouvirem o som da porta do depósito se fechar, o tempo voltou.

Emma e Joseph saíram do armário roxos, quase sem ar. Estavam muito assustados, e Emma caiu no chão. Alex foi tranquilizá-la, enquanto Joseph se apoiou na parede e recuperou o fôlego.

— O que... O que elas quiseram dizer com corpo morto?

— Eu não sei.

— Graças a Deus elas se foram.

— Vamos embora agora.

— O quê?! Não sabemos se ainda estão lá fora ou não.

— Eu sei, por isso vamos fazer o seguinte...

TRÊS

Emma saiu do depósito e começou a averiguar o local. Havia duas freiras na escada do primeiro para o segundo andar, mais duas na do subsolo, uma na sala dos professores, e duas no portão principal. Então ela foi para a sala dos professores.

Aquele era o local mais isolado e distante das demais, então Emma faria um jogo rápido.

Chegou correndo, e a mulher mal teve tempo de olhar Emma atacá-la com um cano. A freira caiu no chão, e Emma se certificou de que havia desmaiado. Talvez tivesse morrido, pois a pancada fez um buraco na cabeça da mulher, que sangrava sem parar. Emma tomou fôlego e correu para a escada do subsolo.

Atravessou pelos corredores, pois sabia que haveria mulheres lá em cima. Claro que não teria como averiguar, pois teria de correr o risco de enfrentar muito mais gente do que seria capaz. Então, quando chegou, deu um impulso com o pé sobre uma das colunas, e saltou na direção de uma, que tentou bloquear o chute com os braços, mas foi em vão. A mulher caiu e rolou um pouco, até parar nas escadas. A outra rapidamente avançou para Emma, que se defendeu com o braço direito. Então pulou para o lado e se abaixou, esticando seu braço com o cano e girando, passando uma rasteira na mulher. No momento em que caía na direção de Emma, a criança lhe deu um chute no rosto. A freira cambaleou, mas antes que recuperasse os sentidos Emma a golpeou com o cano no rosto, quebrando seu nariz e a nocauteando.

Emma não quis checar lá embaixo, mas parou nas sombras para revistar uma das mulheres, na esperança de achar uma arma. Achou uma faca e a guardou.

"Tenho que acabar agora com as da outra escada e do portão, mas ficam uma do lado da outra. Merda! Pense, Emma. Pense como Joseph, que é inteligente."

Ela se levantou e correu novamente pelos corredores. Seria arriscado, mas estava disposta a tentar.

Saltou na coluna e pegou impulso, socando uma das mulheres com força. A mulher caiu no chão, e, durante a queda, Emma pegou impulso com o pé no corrimão e saltou na parede da escada. Empunhando a faca, cortou a garganta da outra, que nem havia visto os movimentos anteriores. Logo moveu-se até as do portão, dando uma facada no tórax de uma e na perna da outra. Acertou duas das principais veias do corpo, então logo morreriam.

O caminho estava limpo agora, então voltou até o depósito, abrindo a porta.

— Consegui. Tudo limpo.

— Emma, você está cheia de sangue.

— Eu sei. Vamos. Eu só me livrei das daqui de baixo, então não sei como está o negócio lá em cima.

— Emma... Você é tão forte!

— Obrigada, Alex. Eu nem sei como consegui fazer isso tudo.

— Parece que se divertiu, porque ficamos esperando uns vinte minutos.

— Vinte o quê?! Pareceram cinco minutos para mim!

Alex riu, e logo Emma riu junto.

Joseph tomou a linha de frente, deixando Emma e Alex para trás.

— Foi um ótimo plano, Emma.

— Você acha?

— Acho. Eu não seria capaz de me mover com força assim. Eu sou muito mole.

— Que nada! Se isso serve de consolo, eu tenho uma mobilidade muito ruim. Durante meus movimentos, eu conseguia manipular meu impacto, mas eu me sentia muito limitada nos meus movimentos. Eu ia rápido, mas foi por conta do impulso que eu dei com os pés.

— Eu queria ter força. O máximo que eu consigo é me dobrar como uma caixa.

Joseph parou e se virou.

— O que disse?

— Eu consigo me dobrar como uma caixa.

— Joseph, está dizendo que...?

— Provavelmente sua individualidade é a sua flexibilidade. Mesmo eu, sendo magro e bem desenvolvido, não consigo nem tocar a ponta dos meus pés.

— É mesmo, eu nunca notei isso.

— Eu também nunca notei. Mas eu quebrava meu lápis com muita facilidade, só apertando.

— E eu sempre percorri a casa com muita rapidez.

Todos riram, e foram até o portão, que estava preso com um cadeado. Emma então o estourou, levantando o portão e deixando os garotos passarem.

— Acha que consegue, tipo... selar o portão no chão? — perguntou Alex.

— Como assim?

— Descê-lo com tanta força que o emperraria no chão.

— Se eu fizer isso, vai fazer um barulho muito grande.

— Ah, tem razão.

— E também, se vierem revistar aqui, vão ver o portão, e saberão que viemos por aqui.

— Sim, desculpe.

— Tudo bem, foi uma boa hipótese. — Emma sorriu.

— Então vamos, pessoal — Joseph entregou a outra bolsa para Emma.

— Sim, vamos!

E todos começaram a correr. Correram muito, até chegar a uma descida. Olhando para baixo, Emma suspirou, e logo soluçou.

— Joseph, é um deserto. É a merda de um deserto!

— Eu estou vendo isso.

— Como nós vamos atravessar a desgraça de um deserto?!

— Temos água o suficiente, e todo tipo de coisa em conserva. Eu achei um isqueiro, e tem pedras por lá, vamos ficar bem.

— Joseph, é muito fácil de nos acharem lá.

— Você quer fazer o que, então? Ficar aqui esperar que nos encontrem?

Vieram à cabeça dos três enormes cruzes, e todos pregados nelas, definhando e sangrando.

— Certo, vamos.

Emma foi à frente, deixando os garotos mais atrás. Ela estava chateada, mas sabia que Joseph tinha razão.

— Ela é assim?

— A Emma? Boa pergunta, eu a conheci hoje.

— Ah, claro. Ela é bem convicta.

— Ela é forte, mas parece emocionalmente frágil.

— Seria como um elo fraco?

— Não. Não acho que seja isso. Talvez ela seja o elo mais forte.

— Rapazes! Tem uma cerca ali em baixo!

Ambos foram mais rápido e chegaram a Emma, olhando para a cerca.

— Não vai ser difícil de pular.

— Não?

— Olhem bem, vocês conseguem com suas individualidades.

— Tem razão, Joseph! Eu consigo.

— Esse é o espírito, Alex!

Então, o grupo chegou à cerca. Joseph correu e saltou, voando como um pássaro sobre a cerca. Alex se contorceu como uma serpente e passou, mas Emma se esqueceu de como se movimentava.

— Emma, é só dar impulso.

— Mas vou dar onde?!

— Não sei!

— Quer que eu faça como, então?!

Joseph parou e olhou para Alex. Os dois suspiraram.

— Eu disse que ela era o elo fraco.

— Com certeza. Se não fosse o físico dela, não teria feito nada.

— Sim, sim. Nós dois damos conta do recado.

Emma ficou completamente vermelha, dobrou a perna e saltou. Mirando em Joseph, socou-o com força no nariz e o derrubou. Alex arregalou os olhos.

— Elo fraco?!

Joseph riu. Ele deu um tapa na cabeça de Emma, sorrindo.

— Eu disse que você conseguiria.

Emma ficou corada. Levantou-se, bateu a roupa e tirou a areia.

— Você é um idiota.

Todos riram. Logo, Alex correu na frente.

— Duvido vocês me alcançarem!

QUATRO

Eles estavam andando já fazia dias. Emma estava exausta, Joseph, com dores, e Alex, confuso. O calor era ameaçador, e ainda havia muito caminho pela frente.

— Por favor, vamos descansar.

— Estamos tão perto. Aguentamos mais um pouco.

— Joseph, Alex está certo. Temos que descansar.

Joseph não é a força nesse momento. De todos, ele é o único em alguma condição de seguir com a caminhada. Emma, por ser uma garota, naturalmente já estava fraca, e Alex ainda não está nem um pouco recuperado. Ele concordou, então o trio se sentou à sombra de uma das enormes pedras do deserto.

A noite estava longe de chegar, e o sol estava em seu pico. Não conseguiam identificar que horas seriam, já que seus relógios biológicos estavam completamente fora. Alex estava com sede, Emma com fome, e Joseph finalmente se sentiu mal com todo aquele calor. O grupo se desfez de seus blazers e passou a usá-los como capuz, e suas blusas estavam com as mangas arregaçadas.

— O que ainda temos de comida? — perguntou a loira para o maior.

— Não temos muito. Algumas latas de pêssego, picles, salmão, molho de tomate, barras de proteína, suco.

— Me passe o pêssego. Alex, quer dividir?

— Por favor, Emma!

Sorridente, Emma abre a lata e pega os palitos dos dois. Ao se aproximar mais do garoto de cabelos acinzentados, entrega o palito, e ambos comem os pêssegos fedidos, e nem tão saborosos. Com certeza a pessoa que preparava seu alimento tinha o devido cuidado de temperar a comida, e não entregar pêssegos fedidos.

— Depois de tanto tempo comendo só isso, o gosto nem é mais tão ruim.

— Parece até meio doce.

— Doce feito batata-doce! — riu Emma.

Aqueles dois sabiam descontrair naquele cenário. Faziam piadas sobre as pedras e sobre as mulheres da escola. Gostavam de perseguir ratos e atacar as cobras que por ali passavam; mas, e Joseph?

Joseph se tornou frio. Ele mandava, e como era o maior, os dois tinham que obedecer. Ele parecia bravo naquele momento, mas Emma cuidava dele com carinho.

Durante um dia de caminhada, Emma percebeu que Joseph mancava e parecia mais irritado. Sem medo do perigo, ela o barrou e mandou-o abrir seus braços e pernas. Com muito custo ele obedeceu, e depois de tapear seu corpo, ele gemeu quando a garota bateu em seu joelho. Ele, de alguma forma, cortou o joelho. Não tomou nenhum antibiótico, e seu machucado estava repleto de sangue. Emma o limpou, passou a pomada, e o enfaixou com a manga do blazer, e passou-lhe dez minutos de sermão. Ele abaixou a cabeça e seguiu quieto pelo resto do dia.

— Joseph, não vai comer nem beber?

— Eu estou bem, comi uma barrinha não faz muito.

— Oh, pobre Joseph. Seu tique-taque biológico está todo despedaçado. Mal sabe que comeu da última vez ontem.

— Emma, por favor!

— Acho que o que ela quis dizer é que você com certeza está com fome — Alex apontou para a barriga de Joseph e deu um estalo de dedo.

— Você não sabe de nada. Cuide da sua anemia.

— Nossa, isso foi maldade.

Alex se levantou após o que seria um insulto. Ele pegou o cano e disse:

— Vou ver se acho um rato.

— Ainda é tarde.

— Vai demorar muito para prepará-lo se eu não for agora.

— Tudo bem, mas eu vou com você. — Emma se levantou.

— Não. O Joseph vai.

— Eu? — Joseph virou o rosto, arregalando os olhos.

— Sim. Emma pode ter força, mas os ratos são muito rápidos, e você é melhor em caça.

— Não concordo com isso. — O maior emburrou-se.

— Eu concordo. — Alex bateu em sua nuca. — Agora levanta a bunda daí e vem.

Joseph olhou para Emma em busca de apoio. Ela deu de ombros com um sorriso maldoso, e se deitou.

— Droga. Tá, tá. Vamos arrumar um rato.

— Boa sorte, meninos.

— Obrigado, Emma! Voltamos em breve.

— Bom mesmo.

Os garotos saíram.

Eles andaram até o sol começar a se pôr. Andavam em linha reta, e quando viam uma boa presa, um ficava parado e o outro ia atrás. Assim, jamais se perderiam, pelo menos em teoria.

Joseph, sempre à frente, para. Alex o questiona ao fundo, então logo responde.

— Pegadas.

— Humanas?

— Não, de cavalo.

— Como?

— Pegadas de cavalo.

Alex se aproximou.

— Cavalos não sobrevivem muito tempo no deserto, ainda mais se estiverem de montaria.

— Exato.

— E?

— Pense.

Alex logo pulou, estalou os dedos e brilhou.

— Tem alguma fonte por perto!

— Bingo!

Joseph bateu os pés, limpou a blusa e começou a andar na direção das pegadas. Logo, Alex o agarrou pelos pulsos.

— Joseph, e a Emma?

— Cara, as pegadas vão sumir neste deserto!

— Joseph, seja racional. A fome e a sede estão mexendo com você, só pode. Olha isso! Aqui mal areia tem! Como vão desaparecer?

— Mas...

— Vamos voltar e chamar a Emma.

Alex cravou o grande cano na areia e amarrou nele seu blazer, indicando com uma inclinação a direção das pegadas.

Joseph se sentiu constrangido. Não pensou, e naquele momento, ainda era o mais novo. Então voltaram.

Emma estava cochilando, sentada. Talvez tenha dado uma volta e esticado os pés, pois os panos dali estavam mexidos. Alex, sorrindo, contou-lhe a notícia.

— O que estamos esperando?

Essa frase tornou a aventura mais incrível. Emma era nova, delicada, mas muito determinada. Era ela quem realmente fazia o grupo continuar, pois, com o fraco físico de Alex e o descaso de Joseph, nem sobreviveriam uma semana sozinhos sem ela.

Eles não pouparam as pernas. Correram na direção exata, e já viam o cano. Correram mais rápido. Não se importaram se aquele cano significava ainda mais caminho, pois corriam como se tudo já estivesse acabando.

As pegadas.

— Alex, o que foi?

— As pegadas.

— Elas sumiram?

— Não. Estão aparentemente mais nítidas.

— Como pode?

— Não faço ideia. Mas deve ser Deus nos ajudando, vamos!

— Eu não gosto de usar essa palavra.

Então, foram bem mais devagar. A noite já havia caído e estava bem mais fresco. O bom era poder ver os lagartos brilhantes que saíam das pedras durante a noite. Ouviam o canto das cigarras e dançavam no ritmo do deslizar das cobras.

Logo viram um grande e fresco oásis.

— Meu Deus — encantou-se Emma.

— Chega dessa palavra! — disse, frio e sem fôlego, o mais velho.

— Calem a boca e venham!

Alex, em poucos segundos, já estava muito à frente do grupo.

Eles se jogaram naquela areia morna, bateram os pés no pequeno lago do oásis e se lambuzaram com o suco daquelas frutas frescas. De barriga cheia, Emma sorriu.

— Cara, nunca comi tão bem.

— Já comi um almoço muito gostoso, mas nem me lembro mais da sensação comparada a este momento!

Todos riram. Emma olhou Joseph e sorriu docemente ao ver um sorriso no rosto daquele menino amargurado.

— Dá vontade de viver aqui para sempre!

— Dá mesmo — falou Joseph.

— Pessoal, eu estou olhando para esse lago e só penso em me jogar.

— Mas e por que não se joga?

— Não quero que me vejam de roupa íntima, seus pervertidos.

Então Emma jogou a casca da fruta gosmenta no rosto de Alex, que fez a pergunta.

— Nossa, sua idiota, que nojo!

— É só a casca da fruta.

— Mesmo assim, é gosmento e gelado. Parece uma lesma.

— Eu duvido que você já tenha tocado uma lesma.

Emma tinha o argumento.

Joseph se levantou.

— Aonde vai? — perguntou a loira.

— Usar o banheiro.

— Oh, o espaço é todo seu.

Joseph saiu então. Emma aproveitou e tirou suas meias e sapatos, sentando na borda do lago e molhando seus pés.

— Alex, você já pensou em como nosso mundo é estranho?

— Estranho?

— Parece tão artificial. Tipo, tudo bem alguns cogumelos serem brilhantes, mas lagartos que são brilhantes?

— Ah, olha, eu não sei. Parece normal para mim.

— Você tem razão. Nossa, como é bom molhar os pés!

— Estamos tão cansados... Foi uma bênção termos chegado a este oásis.

— Provavelmente morreríamos de fome ou de desidratação.

— Tem razão. Ah! Vamos encher nossas garrafas com essa água.

— Boa ideia.

A dupla encheu as garrafas e as organizou muito bem. Eles encontraram um pequeno lagarto-de-gelo, animal que, conforme Emma leu em seu livro de ciências, permanece gelado sempre, e então o colocaram na bolsa e esfriaram a água.

Joseph apareceu de repente entre as folhas. Emma se assustou e deu um grito. Joseph tampou sua boca para que não prolongasse o barulho.

— O que foi?

— Tem uma carroça aqui.

— Uma o quê?

— Uma carroça. Preciso que venham olhar.

— O que tem nela?

— É isso que quero descobrir.

Joseph puxou os dois para a mata, andando até chegarem a outro lago do oásis.

Tinha mesmo uma carroça ali, além de uma barraca e fogo se apagando.

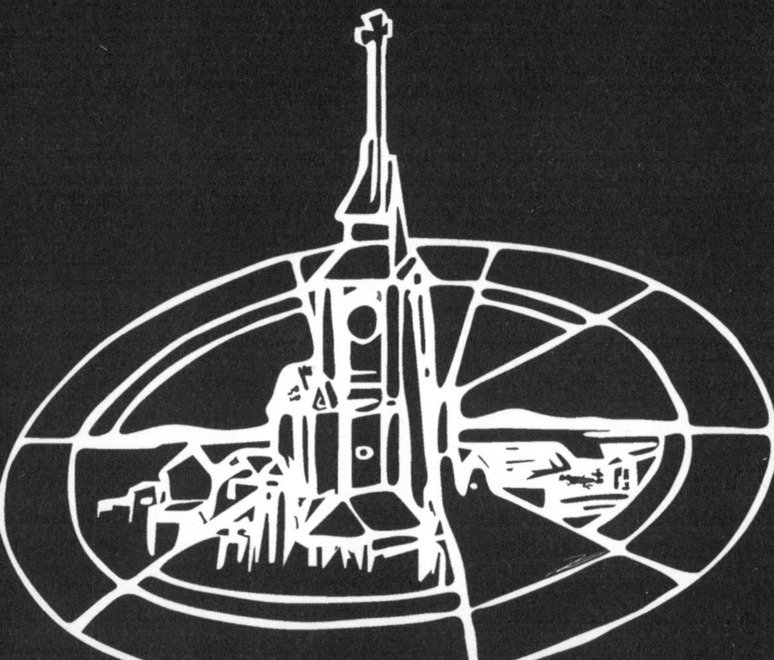

CINCO

Em silêncio, Alex e Joseph foram até a carroça. Emma ficou de guarda para garantir que não tinha ninguém.

Os garotos voltaram rápido, atordoados.

— O que foi? Parece que viram um fantasma.

— O carregamento da carroça.

— O que é?

— São crianças.

Emma gelou.

Os garotos viram crianças amarradas em cordas, com mordaças. Elas estavam babando, e seus olhos de duas cores estavam sem vida. Elas não estavam mortas, mas estavam em estado de choque. Algumas estavam nuas, outras estavam cobertas com uma camisola porca. A escolha era entrar.

— Emma, tudo bem?

— É desconfortável demais.

— Quer sair?

— Acho que sim. Vamos dormir no mato ali do lado. Com certeza vamos ouvi-los se preparando.

— Tudo bem. Vamos, Joseph.

Joseph concordou e o trio repousou no mato.

De manhã, acordaram com os cavalos relinchando. Com cuidado, Emma pôs a cabeça para fora e deu a deixa para entrar, após a mulher checar o conteúdo da carroça.

Eles entraram com cuidado, e se alojaram entre as crianças. Todos ficaram quietos, mas Emma ficou demais.

A carroça andou pelo que seriam três semanas, parando todas as noites. Alex conseguiu ver uma ou duas vezes a dupla de mulheres que levava a carroça. Eram de cabelos marrons, caramelados, de olhos verdes, e usavam as mesmas roupas que Gabrieli e Maria usavam.

Eles por fim chegaram a um local completamente distinto. Uma pequena vila, nada muito moderna, mas não se diria medieval. Só viam mulheres, nenhuma criança ou homem. Emma então começou a temer o pior.

— Onde devemos deixar as crianças?

— Na igreja. A missa será hoje à noite.

As mulheres da frente começaram a discutir sobre como seria a missa daquele ano.

— Veremos o padre?

— Quem serão as novas freiras?

— Comeremos carne de carneiro?

Logo, a carroça parou. Ouviram as mulheres saírem, e o trio se jogou para debaixo da carroça, no pequeno espaço do chão. Emma viu as mulheres despacharem as crianças numa espécie de colchão móvel, e as empurraram para dentro da igreja. Olhando com cautela, a garota saiu de baixo da carroça e correu para dentro da igreja. Os garotos a seguiram, depois de terem seus segundos de desespero.

A igreja era dos mais puros quartzo, mármore, marfim e tudo o mais. Pequenos detalhes eram feitos de ouro, e grandes pinturas vangloriando a Deus e ao sexo nas paredes.

Ao ouvir passos logo atrás, o grupo viu dois homens de vestimenta característica do que seria um padre ou seminarista, e uma mulher com roupas pretas, como as de uma freira convencional, mas muito sexualizada.

Emma meteu-lhes socos, desacordando os três. Olhou para os garotos com um olhar frio e calculista e ordenou:

— Tirem a roupa!

Os dois se olharam, imaginando estar fritos.

SEIS

Emma não sabia andar de salto. Teve que pôr o sutiã daquela freira e colocar o blazer dentro para forjar um par enorme de seios. Estavam todos a caráter, e tranquilos, até uma mulher os barrar.

— Quem são vocês? Nunca os vi por aqui.

Era uma freira, mas vestida de panos longos, nada muito decotado.

— Meu nome é... — Emma chutou um nome que parecesse bíblico — ...Nazaré.

Por dentro, tinha morrido.

E os dois foram em seguida.

— Sou Calebe — falou Joseph. — E este é João.

— O que fazem perambulando por aí?

— Lamento, somos novos.

— Então devem ser da safra 19. Correto?

Emma confirmou.

— Bom, sou Luciana. Bom ver que foram batizados.

— Sim, fomos — Emma concordava sem entender uma mísera frase da mulher.

— Sei que é rude, mas de que local vieram? A safra 19 foi tão diversificada.

— Ah, pediram que não falássemos.

— Entendo, faz sentido. Mil perdões pela grosseria.

— Não, está tudo bem.

— Bom, que tal me acompanharem em um passeio pela vila? Como são novos, não devem conhecer o perímetro.

— Ia ser muito bom.

Então a mulher saiu, apresentando a vila.

— No contexto geral, aqui vivem as mulheres que ainda são muito jovens para se porem prenhas. Elas são ensinadas somente o que se deve saber, e uma vez por dia se reúnem na igreja para ler coletivamente a Bíblia. Não existem homens aqui que não sejam padres. Eles ensinam sobre como tratar a criança e toda a burocracia seguinte. As mulheres que usam uniformes como o seu, Nazaré, são as que fazem parte da cerimônia de batismo.

— Batismo?

— Oh, pobre esquecida! Veja, quando a missa acaba, temos o grande sacrifício para Deus! As crianças escolhidas são batizadas e se tornam freiras e padres. A cada três anos separamos as safras, e este ano estamos na nossa vigésima.

Emma concordou.

— Entendo.

Joseph, ao olhar para Emma, nota sua preocupação, seu choque e seu desespero.

Eles finalmente se livram daquela mulher de branco, um demônio, e seguem até um suposto bar, e se sentam a uma mesa afastada. Alex está quieto, Emma, pasma, e Joseph, incrédulo. Eles se entreolham, e Emma arranha a mesa.

— Saímos a tempo de Joseph não morrer.

Alex acaricia o ombro do amigo.

— Não entendo, não creio e não quero crer!

Emma pega a mão dele, sorrindo, mas forçando; porém disfarçou bem. Joseph agradeceu ao sorriso com outro, segurando a mão da garota. Uma mulher vestindo preto, simples, porém cintilante, aproximou-se.

— Olá, vocês são novos?

— Sim. Poderia nos trazer o melhor da casa? — Alex toma a partida.

— Claro, senhores! — e sai.

Alex bate com a mão na cabeça dos dois, repreendendo-os pela falta de atenção. Emma sorri, e Joseph cora. Alguns minutos depois, a mulher traz uma tábua com filetes de cabrito e vinho. O grupo agradece e come a carne, evitando o vinho.

— O que faremos aqui agora?

— Como?

— Chegamos a esta vila sem pretensão, e agora devemos fazer o quê?

— Podemos assaltar o bar e levar os suprimentos — diz Alex. Joseph concorda, então olham para a garota.

— Vamos explorar. Encontrar algo importante deve ser nossa prioridade.

— O que acha que podemos encontrar neste lugar?

— Informações?

Os garotos se olham.

— Perfeito, então vamos fazer dessa maneira.

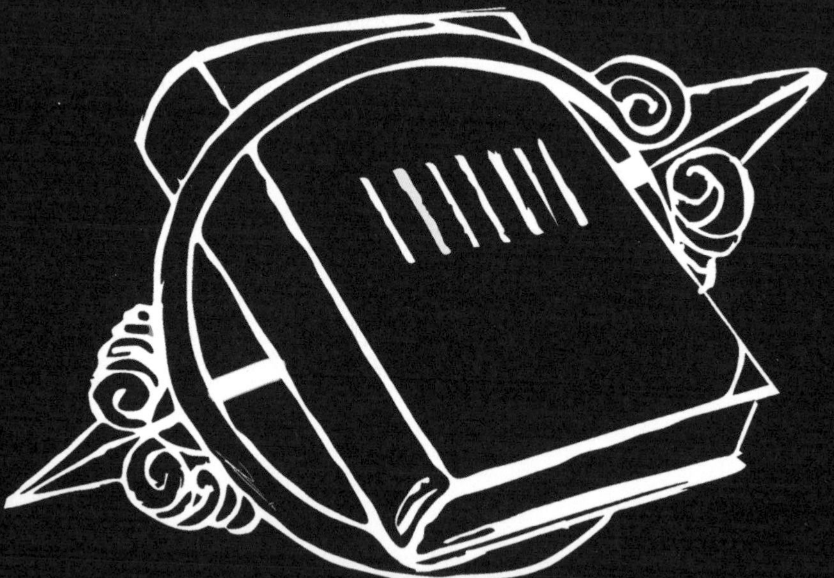

SETE

Joseph e Alex ajudaram a prender a mulher do bar em um armário. Enfiaram as tantas coisas em suas bolsas, e não deixaram de fora o vinho — insistência de Alex — assim podendo partir para a exploração.

A vila em si não era grande. Abrigava poucas casas compartilhadas e um bar, uma grande igreja e mais nada. Eles foram até a igreja na hora da missa, e, sendo mais espertos que todos, conseguiram ir para o fundo. Lá, começaram a procurar por alguma porta.

— Eu achei algo — Alex disse, reunindo o grupo. — Esta parede aqui é gesso.

— Gesso?

— Acabou a verba do mármore — gozou Joseph.

— Sim, gesso. Eu senti uma instabilidade da parede. Isso deve significar que tem um vão!

— O que quer dizer com "vão"? — perguntou o mais velho.

— Isso quer dizer que em algum lugar tem uma passagem! — Emma sorri e abraça Alex, que cora. — Pessoal, batam nas paredes até um eco aparecer!

O trio batucou com os punhos sobre toda a parede, até Alex achar um ponto frágil. Ele chamou os outros dois, e juntos quebraram a parede. Ali se escondia uma grande passagem, um corredor fundo. Sem medo, a garota tomou a linha de frente. Andaram até uma sala vermelho-escura, iluminada por tochas.

— Esses caras não conhecem eletricidade — Joseph disse.

Uma enorme mesa contornava o local. Vários papéis estavam sobre a mesa, organizados por placas de identificação. O grupo avançou. Era um banquete de informação, tudo de que precisavam agora.

Eles não se importaram com a maior parte das coisas, mas Alex notou um estranho livro de capa de veludo vinho, sem nome. A lombada estava forrada por couro de cor semelhante, porém um pouco mais marrom. O garoto, após folhear as páginas firmes do livro, chamou seus amigos.

Então, com os três reunidos, o livro foi aberto. A surpresa foi imensa quando se depararam com diversos mapas, fichas, sistemas e informações. Dentre eles, o mapa do país.

— Como foi que achou isso? — perguntou em choque Emma.

— Estava aqui, largado.

— Largado?!

Alex encara Joseph, sem entender a euforia da pergunta.

Eles ouvem passos.

Depois vozes.

Alguém apareceu.

OITO

Era uma mulher alta, magra. Tinha o cabelo muito comprido, que varria o chão e voaria caso estivesse ventando. Eram de dois tons, um preto bem escuro por fora, e por dentro, marrom.

Ela usava saltos brancos com o próprio salto dourado, e meias arrastão douradas. O vestido era lindo. Bem colado ao corpo, tinha uma cauda um pouco maior. Era branco, com bainhas em ouro. Usava um colarinho de ouro puro com diamantes. Cobrindo suas mãos, grandes luvas de veludo branco, com bordado de fios de ouro. Ela tinha unhas anormalmente grandes, o que podia ser notado pelo volume na luva.

O rosto era belíssimo. Usava um batom vermelho vibrante, como seus olhos, que estavam sempre cerrados. Ela tinha um corpo escultural, lembrando uma ampulheta. Ela não sorria, mas tinha a boca meio aberta.

Nesse momento o trio já estava morto. Conforme os saltos da mulher batiam sobre o chão e ecoavam pela sala, o coração dos jovens apertava mais. Como uma agulha prestes a perfurar suas artérias mais importantes.

Eles improvisaram. Emma se escondeu entre duas mesas e uma cortina vermelha. Joseph foi rápido e fez o mesmo. Sem espaço, Alex escalou os tijolos e se segurou nas vigas do teto, enroscado.

— Maldição! — berrou a mulher.

Seus passos se tornaram pesados. Estava brava. Apertou os punhos, mexeu nos papéis, mediu o fogo, arrumou o cabelo e o vestido. Socou a viga.

O local tremeu. Ela fervia.

Emma engoliu em seco quando ela encarou a cortina.

A mulher caminha até o pano, o afofando.

— Aquelas crianças!

Quando começa a mexer na cortina, alguém a chama de longe. Ela bufa.

— Pequenas crianças. Estou atrás de vocês. Quero enfrentar vocês e matar bem devagar. Se estão ouvindo, saibam que eu serei o fim de vocês.

E ela joga uma tocha na cortina, saindo. Emma e Joseph se jogam para fora, vendo as chamar enfurecidas queimar aquele pano vermelho. Alex desce do alto e encara a dupla, que sua frio.

A mulher de branco os está caçando.

NOVE

As chamas consomem a sala. Alex, com o livro contra seu corpo, soluça de medo. Emma apenas pega a mão dele, sorrindo de forma meiga.

— Obrigada. Obrigada por achar isso.

— Emma...

Ela então o abraça, olhando assim para Joseph, que nega com a cabeça. Depois do abraço, Emma bate no ombro de Alex e acena com a cabeça; ele assente. A garota balança a mão e corre na frente pelo corredor. Quando saem, está tudo vazio.

— Como pode?

— Está tudo tão vazio.

— Isso não pode ser bom. Vamos, temos que sair daqui o mais rápido possível — disse Joseph.

— Espere — parou Emma. — Me dê o livro, Alex.

Ele o faz. Ela folheia as páginas amarelas do livro até parar. Prensa o mesmo contra o chão e analisa. Pega uma pedra de gesso que havia no chão e circula alguns pontos, franze o rosto, tosse, e bate no chão. Eureca!

— Agora vamos. Sigam-me.

Desta vez não.

— Vamos, gente!

— Emma — suspirou Joseph — você tem que nos mostrar isso. Como podemos fazer algo que nem entendemos?

— Mas... nós não temos tempo!

— Sabemos disso. Porém, ainda somos parte do trio. Você não é a protagonista.

Ela encara Alex, que olha para Joseph, concordando.

— Alex, até mesmo você?

— Desculpe, Emma, mas Joseph está certo. Já fizemos muitas de suas vontades sem nem saber o que aconteceria. Acredito que merecemos saber seu plano.

Ela geme e se ajoelha novamente, abrindo o livro.

— Vamos por este grande campo, e seguiremos até este rio, que deve ficar a menos de duzentos e cinco quilômetros daqui.

— O campo?

— Não, o rio.

— Entendi.

— Daí devemos seguir o rio para o leste e encontraremos isto — ela folheia o livro e mostra uma estrutura em forma circular, como uma oca.

— O que é isso?

— A biblioteca geral. É de lá que vêm todos os livros. É um grande depósito, que tem de ser administrado por algo humano.

— Como pode ter tanta certeza? — questionou Joseph.

— Eu apenas sei. E então, vamos?

Os garotos se olham, gesticulam e olham para Emma. Joseph volta às páginas e aponta para o campo.

— Quantos quilômetros deve ter de espaço vazio?

— De campo aberto, uns cem. O resto é floresta fechada.

— Tem algum lugar onde possamos parar?

— A escola mais próxima é para o noroeste, direção contrária de nosso destino.

— Nenhuma outra vila?

— Ficam além da biblioteca.

— Quanto tem de energia?

— O bastante para cinco maratonas diretas.

Os dois se olham com confiança. Era como se um fio vermelho se enrolasse em seus dedos e formasse um laço de força e determinação indestrutível. Eles batem as mãos e sorriem. Era tudo ou nada.

— Vamos nessa! — diz Joseph.

— Nada vai me parar — retruca Emma.

— Que química é essa?

Então notam a presença de Alex. Emma balança a cabeça e se desculpa; Joseph faz o mesmo. Eles todos então se levantam e ficam nas posições das pontas de um triângulo imaginário. Emma coloca sua mão no centro primeiro, e os dois sobre as dela. Eles sorriem e vão até o portão da igreja, que estranhamente estava aberto.

— Prontos? — pergunta ela.

— Não — goza Alex.

— Perfeito.

Com passos não muito rápidos, mas claramente apressados, o trio novamente corre. Joseph está na frente, Emma e Alex um pouco mais atrás. Era uma corrida gostosa, o vento batia bem no rosto. Um vento fresco, convidativo, que dizia: venham para um bom final. Um final feliz.

Alex tropeçava, mas corria com a maior alegria. Emma o puxou para sua frente, ficando no fim.

Ela deu passos menores e se virou, olhando aquela vila. Via as pequenas casinhas de madeira tão bem alojadas, e aquela igreja branca e dourada gigante. Porém é lá no fundo que ela vê, no topo da mais alta torre da igreja... Ela vê aqueles enormes cabelos esvoaçantes, pretos e marrons. O vestido branco dançava com o vento, mas ela permanecia intacta.

Retomou o ritmo rápido da corrida e alcançou os rapazes, que já estavam longe. Ela recuperava o fôlego enquanto os acompanhava. Joseph a olhou e fez sinal para que fossem a um ritmo mais lento, para deixar que ela se recuperasse.

Quando ela se vira novamente, não há mais a mulher.

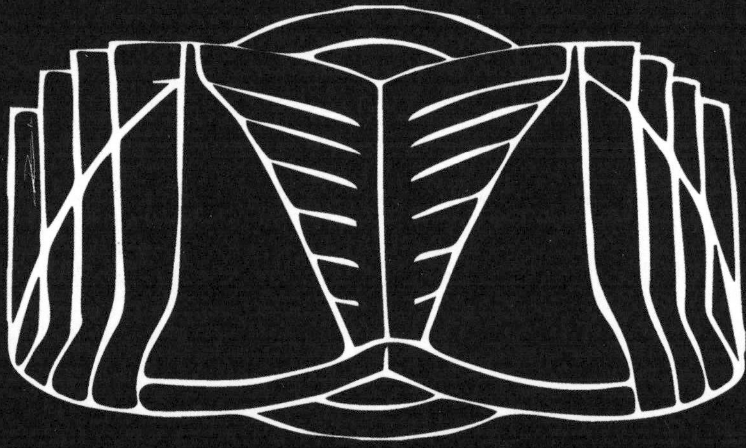

DEZ

— Fala uma cor.

— Azul.

— Agora um número de 1 a 50.

— 18.

— Então agora você procura dezoito coisas azuis e me aponta.

— Isso é a brincadeira?

— É. Eu sei que é ruim, mas é o melhor que consigo pensar agora.

— Tudo bem. Se eu achar, o que ganho?

— Levo sua bolsa até a próxima parada.

— Fechado.

Emma, desafiada por Alex, começou a procurar. No meio de um campo aberto, onde havia apenas o verde da grama, ela se sentiu muito aflita. Encontrou uma pequena flor azul. Marcou, em seis horas, um ponto apenas.

Quando pararam, ela se jogou no chão e lamentou. A mochila caída ao seu lado, entreaberta, deixou cair algumas das últimas barras de proteína. Alex se sentou com as pernas cruzadas, e Joseph, com as suas abertas. Emma estava entre os dois. Batia com força seus pés na grama enquanto chacoalhava a cabeça.

— Meu ombro dói!

— Esse foi o trato. Você perdeu, então não vou levar.

Alex mostrou a língua, debochando. Emma viu o gesto e franziu a cara completamente. Deu um impulso e se levantou, logo arremessou a mochila para o colo de Joseph e caiu para cima de Alex, que, ao ver a investida da garota, cobriu o rosto com os dois braços. Ele deu um grito agudo quando foi atacado.

Ela o socava nos braços, mas seu objetivo era acertar a cara. Enquanto era atacado, ele gemia com as fortes pancadas e mexia freneticamente suas pernas a fim de afastar a garota e livrar-se dos ataques.

— Chega, Emma.

Ela não ouviu, ou talvez nem tenha dado bola. Sua indignação era tamanha que chegava a grunhir de raiva.

— Emma, deixa que eu levo sua mochila, então.

Ela parou e virou o rosto rapidamente para Joseph. Seus olhos brilhavam e um sorriso tinha de se formar em seu rosto esburacado. Ele assente, e o sorriso se torna real. Ela pula e bate uma palma, agradecendo.

— Mas não farei isso novamente.

— Tudo bem — ela se vira.

Alex está como uma concha. Todo encolhido, ele treme e geme. Sua camisola, ainda mais suja do que quando Emma e Joseph o encontraram, se levanta enquanto o peitoral dele se move na respiração árdua e repleta de dificuldade. Ela nota seus braços, que estão vermelhos, e ficando roxos.

— Alex! Meu Deus! Eu...

Ele se levanta com dificuldade, e demonstra um adorável sorriso, normal de sua pessoa.

— Tudo bem, eu meio que te dei motivo. Não se preocupe, Joseph — ele se vira — eu levo a mochila dela.

— Ah, Alex...

Ele aumenta o sorriso, acenando.

— Eu mesmo.

Ela sorri também, fechando os olhos, se joga ao chão e fica de rosto para o céu. Os garotos se deitam com a cabeça apontando para a dela, fazendo uma rodinha. Eles começam a observar o céu azulado, com nuvens mais brancas que o mais puro leite.

— Ei, pessoal.

— Hum?

— Seremos amigos para sempre, não é?

— Claro, a não ser que sejamos mortos — diz Joseph.

Ela ri, dando um peteleco na testa dele. Eles fecham os olhos e começam a sentir a brisa. Aos poucos, quando abrem os olhos, tudo se encontra escuro.

Joseph é o primeiro a pular, Emma e Alex logo em seguida. Eles começam a se entreolhar.

— Nós caímos no sono?

— Provavelmente. Faz umas três noites que não dormimos.

— Estamos indo muito devagar.

— Estão dizendo que devemos apertar o passo?

— Devemos ter recuperado uma boa energia. Vejam como a lua está posta, deve ser umas cinco e meia da madrugada.

Emma olha para cima.

— Wow!... Eu nunca parei para reparar nas estrelas.

Joseph pega sua mochila e entrega a outra para Alex. — Eu também não.

Os garotos vão à frente, enquanto Emma contempla mais um pouco da noite limpa. Quando estão juntos finalmente, Joseph se aquieta e murmura. Por fim, coloca:

— Devemos estar a menos de 60 quilômetros.

— Só isso?!

— Sim. Estou abismado de que conseguimos andar tudo isso em menos de duas semanas.

— Que louco!

— É.

O grupo se cala.

— Aleeeeeeeeeeeeex!

— Sim?

— Diga uma cor...

* * *

Com mais duas semanas de caminhada, com pausas todos os dias para dormir, comer e descansar, o grupo finalmente avista o rio.

— Ai, meu Deus!

Joseph sorri, Alex saltita, e Emma corre.

Ela retira a blusa com uma velocidade tão grande, e salta com tamanha determinação que, ao cair no enorme rio, a água se espalha por tudo. Algumas gotas até mesmo caem nos garotos, que estavam a uns bons metros de distância.

Eles se aproximam, veem a blusa dela sobre a grama, se entreolham e olham para o rio. Imediatamente dão um enorme pulo para trás e tapam os olhos.

Emma está afundando cada vez mais no deleite de estar numa água fresca e corrente. Ela se vira então, após um bom tempo aproveitando o frescor, e se levanta, indo até eles.

— Não se sintam envergonhados. Vamos tirar e lavar nossas roupas. Também aproveitamos e tomamos um banho.

Eles concordam, e, meio trêmulos, tiram suas roupas, os três ficando então apenas com roupas íntimas. De todos, Alex era o mais envergonhado. Ele era magro, e podiam ser vistas suas costelas conforme se movia.

Eles ficaram na borda do rio, usando algumas plantas com cheiro bom, e as pressionavam contra a roupa para sair o sumo e deixar suas roupas com um bom cheiro. Pegaram então pedras e as iam esfregando contra o tecido. Por fim, limpavam na água e deixavam-nas presas nos galhos de uma pequena árvore, amarrando-os com os cadarços.

Então entraram na água. Alex, do lado de Joseph, e Emma no lado contrário ao deles. Depois de um tempo eles saíram e se secaram apenas com a luz do sol, logo pegando as roupas secas.

— Joseph, que horas são?

Após olhar para o sol, ele diz:

— Umas cinco e meia, talvez.

— Acho que devemos ir. Pode me alcançar o livro, Alex?

— Claro!

Ele abre a bolsa e entrega o livro. Emma dá uma olhada no mapa, pensa e aponta.

— Se nós andarmos por uns quatro dias e noites, provavelmente chegaremos logo lá!

Alex confirma com a cabeça, e torce o cabelo, enquanto Emma balança a cabeça.

ONZE

Com passos leves, o grupo subia o terreno limpo. Quando estão lá em cima, encontram uma estrutura muito diferente. Em formato de oca, uma enorme biblioteca está ali. Não, não apenas uma. São duas enormes bibliotecas, ligadas por um túnel curvo.

Emma respira ofegante. Alex e Joseph estão à sua frente, também ofegantes. Emma balbucia, e se joga.

— EMMA! — grita Alex.

Ela rola até lá embaixo, batendo em uma árvore. Dá para ouvir o seu grito, e eles dão um passo à frente, alarmados. Ela pula e acena, mostrando que está bem.

Alex, alegre com tudo isso, faz o mesmo. Rola até ela e bate nas suas pernas. Ela cai, e eles se mexem. De longe, Joseph entende que estão rindo.

— Bando de loucos.

Ele também se joga. Rola, mas não bate em nenhum deles, nem em nada. Emma ri, e os dois também. Alex pega na bolsa três caixinhas de suco de pêssego quentes, fura com os canudos e entrega aos companheiros. Levantando a caixinha no alto, diz:

— Um brinde!

Emma também se levanta, e sorri para Joseph fazer o mesmo. Ele obedece. Todos riem e começam a caminhar na direção da biblioteca. Na frente do bloco maior, eles encaram a enorme porta de metal, com uma igualmente grande maçaneta, com um anjo entalhado. Emma então coloca suas leves mãos sobre a maçaneta gelada, e, abraçando com os dedos as asas do anjo, abre a grande biblioteca.

Com força, empurrou a porta pesada, e um estrondo aconteceu, um rangido nunca ouvido por eles, o som emitido por algo enferrujado. Quanto tempo fazia desde que aquela porta não era aberta...

Emma soluçou, e os garotos, que estavam atrás, ficaram ao seu lado. Os olhos tremiam ao ver aquela estrutura por dentro.

Aquilo parecia mil vezes maior por dentro do que por fora. Um enorme salão era cercado por diversas estátuas de anjos, em diversas posições, todos nus, apenas com panos mal postos em seus corpos. Seguravam e tocavam harpas, violinos e gongos. Alguns poucos tocavam a ocarina.

O teto era espantoso, constituído por dois enormes afrescos. Um, com o título de "A Política", representava em cores de baixa saturação um homem de terno preto, alto e esguio. Tinha o rosto pálido e de pouca expressão. Ele demonstrava um sorriso maléfico enquanto observava os pecadores, a população. Atrás, seus comparsas com sacos de dinheiro, dos quais transbordavam notas verdes. No canto, homens e mulheres apontavam para a outra peça, e chamavam a atenção de outros para olhar também.

A outra, da esquerda, chamava-se "Salvação". Anjos iluminados puxavam as mãos daqueles que haviam desviado sua atenção da Política, e, com sorrisos sinceros, os levavam ao paraíso. Alguns homens e mulheres cheiravam flores, e ouviam ao fundo o som da orquestra dos anjos. Ao centro, cercado de veados, gansos e pombas, estava Jesus, dando as boas-vindas àqueles que eram trazidos pelos anjos. A peça, com cores mais vívidas do que a outra, era clara e repleta de ouro.

Não havia eletricidade no local, mas ele era iluminado por grandes tochas de fogo misteriosamente branco. Um enorme candelabro estava bem ao centro, iluminando ainda mais o espaço. Havia no mínimo trinta mesas com seis cadeiras. Ao longo do grande salão, duas enormes estantes de livros seguiam até os fundos, que àquela distância não podiam ser bem vistos.

Eles então deram seus primeiros passos naquele lugar. Alex fechou a porta com extrema dificuldade, e logo os três estavam bem no centro, debaixo do candelabro.

Emma toma a frente e começa a observar os grandes montes de livros, com títulos extraordinários. Diversas versões dos mesmos títulos, um mais lindo que o outro: Drácula, Frankenstein, A Divina Comédia, O Médico e o Monstro, Romeu e Julieta, Dom Quixote de La Mancha, Orgulho e Preconceito, Dom Casmurro, O Conde de Monte Cristo, Os Miseráveis, O Nome da Rosa, O Apanhador no Campo de Centeio, Moby Dick, Sherlock Holmes, e muitos outros. Viu também diversas epopeias, tais como a de Gilgamesh, A Ilíada, A Eneida, Os Lusíadas, e muitíssimas outras.

Conforme o grupo andava, mais aquele espaço parecia aumentar. Era um corredor sem fim, repleto de belezas da literatura.

— Este lugar não acaba! — choramingou Alex, que já estava se curvando de cansaço.

— Realmente, aqui parece um labirinto de um corredor — acrescentou Emma.

— Isso não existe.

— Agora vai existir!

Alex riu.

— “Labirinto de um corredor” será a nova expressão.

— Nova expressão? — Emma pergunta.

— Sim! Vai servir para falar de lugares muito grandes.

— Isso não vai funcionar...

— Ah, poxa.

Ela riu e Joseph apenas sorriu. Essa inocência era um pouco preocupante para um garoto de 17 anos como Alex.

Depois de muito andar, eles encontraram um enorme balcão circular. Era branco, de madeira, e na sua frente estava instalado um símbolo... Não, um brasão. Uma enorme cruz com uma pomba voando, que provavelmente era o símbolo da igreja daquele país. Sobre ele, algumas poucas plantas, no caso, cactos e suculentas. Essas eram plantas extremamente fáceis de cuidar, uma vez que não precisavam ser regadas tão frequentemente.

Havia muitos papéis ali, até mesmo pergaminhos de enormes tamanhos. Quando foram se aproximando, notaram alguns pequenos detalhes, como copos descartáveis de isopor e.... garrafa térmica de café.

— Uma... térmica?

— Por que raios teria uma aqui?

Joseph se aproximou do item e o tocou. Sua pele branca ficou azul.

— Joseph?

— Ela está quente.

Eles se entreolharam, e, com curtos movimentos de cabeça, se separaram. Emma foi para o balcão, e os garotos ficaram observando o corredor.

A busca de Emma entregou algo interessante. Dentro de uma gaveta ela encontrou um pacote de bolachas, especificamente uma bolacha sabor tomate seco e salsinha. O pacote estava aberto, e havia um pouco de farelo pela mesa.

— Achei bolacha.

— Bolacha? Que sabor? — perguntou Joseph.

— Tomate e salsinha.

— Eu quero uma depois — ele respondeu — também quero o café.

— Quer comer as pistas, Joseph?

— Não, só sinto falta de um cafezinho com bolacha.

— Pff, fala como se fosse um homem de negócios — riu Emma.

Um estalo mais para dentro do corredor soou até os ouvidos do trio. Instigados, olharam para o som, virando a cabeça todos ao mesmo tempo, com uma velocidade indescritível. O estalo seguiu, e começaram a receber um padrão.

Tac, Tac, Tac, Tac...

Passos.

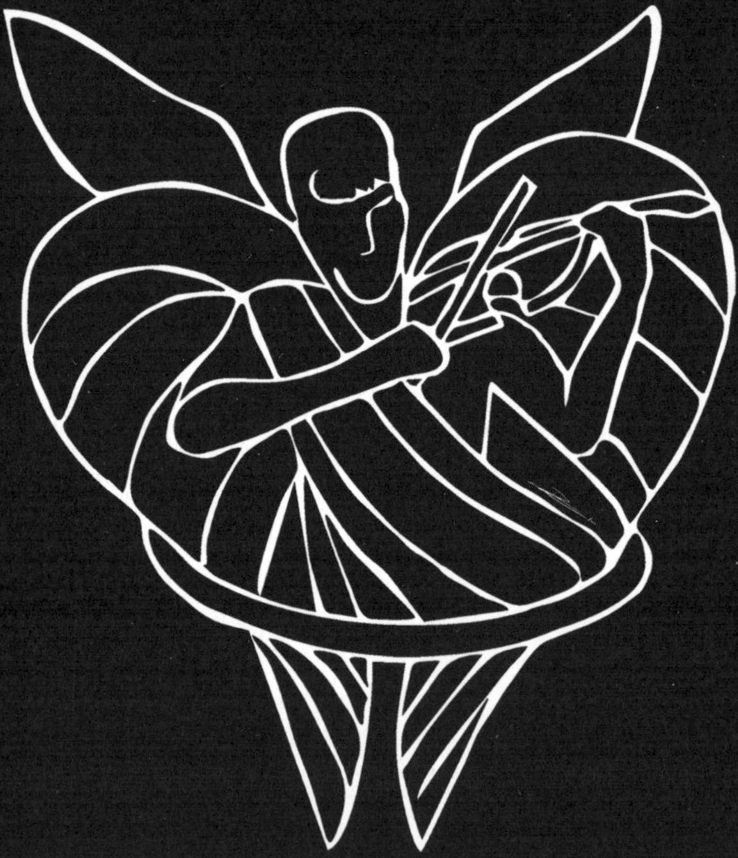

DOZE

Os passos possuíam esse som de estalo por, com muita certeza, serem providos de saltos.

"Tamancos? Não tinham um sapateado tão melodioso. Talvez uma rasteirinha, mas seria ouvido o arrasto, então não. Botas? Boa ideia. Talvez."

Lamentamos, mas Emma não tinha acertado. Sua lógica pelo som do estalo era fascinante por poder diagnosticar tantos tipos de calçados com apenas o som de sua sola bater no chão.

Eles ouviram então, saindo da sombra do corredor — sombra provida de uma sequência muito próxima de estátuas e da estante mais afastada, e que tapava a luz do fogo branco — os passos estalarem mais alto.

Dali saiu uma mulher. Uma mulher de cabelos brancos como a neve, e meio azulados em suas raízes. Eles eram crespos, mas levemente, apenas com um movimento discreto. Ela usava, diferente de todas até agora, camisa e calça. Uma camiseta branca e uma calça jeans azul-clara bem encaixada em suas pernas finas.

Ela era magra, apenas com as coxas levemente "rechonchudas". Ela sorria de cabeça baixa, pois lia um livro. Quando se aproximou uns cinco metros da parte de trás do balcão, parou e levantou o rosto. Viu o grupo de olhos arregalados e trêmulos. Um deles com a bolacha na mão.

Olhando bem para o rosto dela, viram, com clareza, a beleza em seus olhos.

“Toda mulher daqui é bonita?”. Esse foi o primeiro pensamento de Alex ao ver aquela cena.

Mais como uma pintura de um belíssimo diamante, os olhos daquela mulher brilhavam em azul-celeste e tiffany, de pupilas anormalmente azuis. Os cílios eram do mesmo tom de seus cabelos, porém demasiadamente longos, tais como suas unhas. Elas não estavam pintadas, mas eram compridas, com dois milímetros ou um pouco mais, em formato de amêndoa.

— Ahn...

Aquilo foi uma mensagem de confusão. Emma ficou em posição de defesa, enquanto os garotos já estavam prontos para atacar.

— Ei! Calma! — pediu a mulher, fechando o livro de capa dura e defendendo o rosto com ele. Ela tremeu.

— Esperem, ela não...

— Emma, todo mundo é uma ameaça em potencial — disse Joseph.

— Sim, mas...

— Como sabemos que esta mulher é confiável? — Em seguida interrompeu Alex.

A menor se encolheu, mas sem sair de sua defesa. A guarda de todos estava alta, e não deixariam nada passar, a menos que...

— Não querem comer um bolo ou tomar um café? Por favor, acreditem: não sou uma ameaça a vocês, crianças.

Eles se olharam. Os olhos de Joseph acenderam um brilho curioso.

TREZE

A mulher havia posto sobre o balcão muitas coisas, tiradas das gavetas.

Havia bolo, pão, torradas secas, bolachas, café e chá. Também geleia e doce de figo. O último não parecia apetitoso.

Todos se sentaram nas quatro cadeiras, duas forradas e outras duas de madeira. Emma e a mulher estavam nas aveludadas, mas não se sentavam juntas. As crianças de um lado, e a suspeita do outro.

— Qual o nome de vocês? — a mulher quis saber.

O olhar de lobo faminto dos três e o movimento de suas cabeças denunciaram o “não falarei até você falar”. Ela suspirou e tomou um gole de café, piscando lentamente com aqueles cílios anormais.

— Meu nome é Ayle. Tenho 30 anos, completados semana passada, e trabalho aqui desde os meus quinze.

Viver metade da sua vida em uma biblioteca vazia...

— Eu sou a Emma, e esses são Alex e Joseph.

— É um prazer. Desculpe a grosseria, mas o café não está bom?

Ela indagou olhando para Emma e Alex, que eram os únicos sem nada na mão.

— N-não! Só...

— Está muito bom.

Joseph parecia encantado. Feito um gato com sua erva, ele estava relaxado e mole, com a xícara sempre na boca, bebendo goles generosos do café. Serviu-se cinco vezes em menos de dez minutos.

— Por favor, peguem algo. Juro que não tem veneno.

Alex então pegou um pedaço do bolo rosado, que era de baunilha. Estava uma delícia.

— Muito bom... parece...

— Sim?

Alex e Joseph se olharam e aprovaram com sorrisos de boca cheia. Era novidade para Emma vê-los em estado de êxtase.

— Bom, como vieram parar aqui?

— Fugimos.

— Sério?!

O espanto dela era tanto que seus cílios encostaram na testa.

— Sim. Faz mais ou menos uns três meses ou mais.

— Que.... incrível!

— E o que você faz aqui? Tem ligação com eles?

— "Eles", você diz, o Complexo da igreja? Não muito. Não me lembro de nada antes desses quinze anos, mas sei que meu trabalho é ler os livros que me enviam e entregar o que eles pedem. A cada semestre eles pedem livros.

— Que tipos de livros?

— Os que vocês leem.

— É você que escolhe?

— Sim, eles me ditam as idades e eu vou pegando.

— Quantos livros mais ou menos por semestre?

— Acho que uns cinquenta mil, tem vezes que é sessenta.

— E os alunos leem?

— Sim, vinte mil são para caso eles terminem o livro rápido. Tem algumas vezes que eles buscam alguns até mesmo antes, pois falta.

— Caraca...

— E, bem, como foi até agora?

Eles contaram sua história. Contaram sobre aquela assustadora mulher de cabelos bicolores.

— Estão falando da Elena?

— Elena?

— Sim, pela descrição me parece muito a Elena.

— Fale mais dela, por favor.

Ela suspirou com um sorriso e tomou um gole do café, começando a falar.

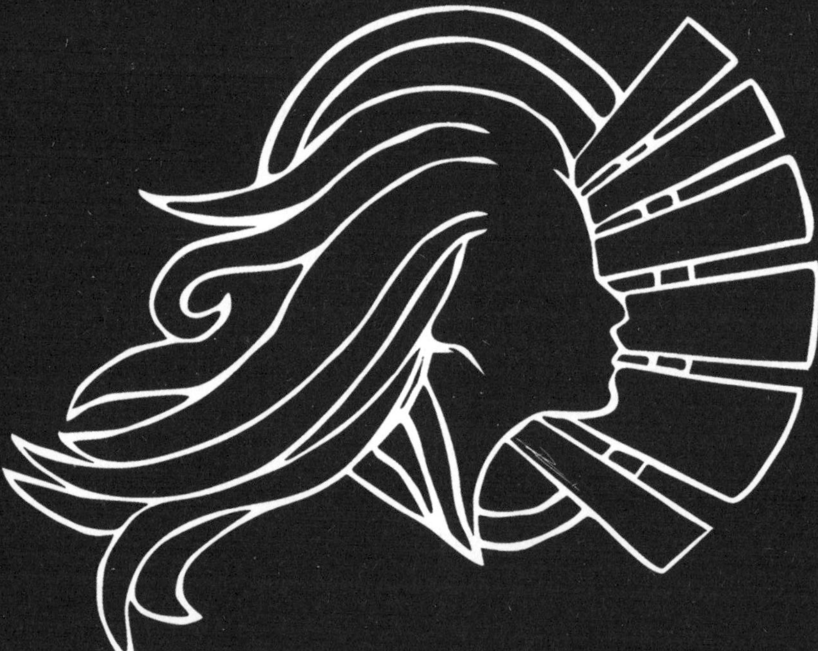

QUATORZE

— Elena... Bem, ela é uma grande mulher. Nunca me lembro de em que ano de trabalho eu a conheci. Acho que nem o fiz. Provavelmente ouvi das moças que sempre vêm tomar o cafezinho e pegar os livros. Ela é uma joia rara nesta mina, sabe? Sua beleza é sem igual, e a distorção de sua genética é diferente. Ela tem todos os seus genes modificados, nem que seja um pouco. Bom, ela estudou assim como vocês. Quando finalizou o terceiro ano, ao invés de ser levada ao abate, foi escolhida especialmente pelo papa. Ele disse que ela era uma mulher muito especial.

— Você, Elena, pode escolher: deseja viver o resto de sua vida útil gerando filhos de Deus, ou deseja se tornar sacrifício dele?

Ayle continuou sua narrativa.

* * *

Ela escolheu a primeira opção, como a maioria das mulheres e homens que receberam essa oportunidade. Sua aparência anterior, ao contrário do que é agora, não era nem um pouco maravilhosa. Ela era mal cuidada, assim como todas as mulheres que trabalhavam na reprodução. Dizem que ela encontrou um homem ali dentro, por quem se apaixonou. Na verdade existem duas versões: que ela se apaixonou por um dos padres, ou que ela caiu na paixão por outro homem que também servia para a reprodução.

Bem, depois de parir sua terceira criança, com 23 anos, novamente chegou o dia em que engravidaria. Na hora, o homem negou, pois dizia que com ela especificamente não saberia como encarar a realidade. Ali, ele se confessou, mas ela negou. Disse que não podia amá-lo, pois, além de não ter a permissão de ter relações sérias ali dentro, ela já amava outro. Desolado, o homem a amaldiçoou com suas palavras, dizendo que seu próximo filho nasceria com aquilo que ela mais temia. Então, sem saber o que faria, e sob efeito do ódio, ele fugiu, mas foi morto na fuga. Seu corpo nunca foi tirado do campo em que faleceu, e ainda se poderiam encontrar seus ossos se os pássaros não os tivessem levado.

Depois de alguns curtos meses, ela novamente engravidou. No dia do nascimento da menina, as parteiras lamentaram entre si, murmurando e soluçando.

— Digam o que há!

Quando as mulheres viraram o corpo da menina para Elena, uma delas caiu no choro, pedindo perdão a Deus e o consolando. Elena, ao ver sua filha, estremeceu e tomou-se a tremer. Os olhos rubis se arregalaram e se encheram de lágrimas. Ao pegar sua filha no colo e senti-la fria, e verificar com uma visão mais próxima à pele azul do pobre bebê, ela chorou.

Um ano depois, quando tinha dado à luz seu quarto filho, o papa veio a seu encontro.

A sala a que foi levada era vermelha e enorme. Dois gigantes sofás de veludo vinho estavam postos um de frente para o outro. No centro, uma mesa de vidro escuro. O papa estava sentado em um dos sofás.

— Entre, Elena. Sinta-se em casa.

Ela se sentou no outro sofá, com o rosto repleto de marcas de uma vida sofrida, de dor e olheiras profundas. Ela forçou um sorriso, pois se sentia cansada, e o cumprimentou. Um homem trouxe café e pão com manteiga, e algumas gotas de chocolate em potinhos de vidro.

Ela hesitou, mas, com a autorização do papa, comeu e bebeu.

— Deve estar-se perguntando o motivo de eu tê-la chamado.

— Sim, nobre papa.

Ele deu uma breve risada.

— Bem, queremos sua ajuda.

— A minha?

— Sim. Temos duas opções, veja bem.

Ele bebeu um pouco do café enquanto ela segurava a sua xícara dourada entre os dedos esqueléticos.

— Queremos você na administração das escolas e igrejas. Mas também pode continuar a ser mãe.

— Por favor, fale mais.

— Se aceitar, subirá de cargo. Sairá deste lugar imundo e precário que é o salão de reprodução e se tornará a mulher mais importante de todo o Complexo.

— O que eu tenho de fazer?

— Simplesmente visitar todas as escolas, vilas e igrejas. Terá total liberdade de fazer o que quiser, sem que saia do país ou tire os alunos e freiras de seus deveres naturais.

— O que eu posso ganhar com isso?

— A chance de ver seus três filhos crescerem de perto, além de dinheiro e estabilidade. E status. Apenas tem que assinar este contrato.

O homem de antes estava ali novamente, com uma espécie de bandeja com o contrato e uma caneta. Ela pegou os dois e colocou o contrato sobre a mesa, lendo atentamente. No fim, assinou.

— Obrigado por sua ajuda, Elena. Já não precisa mais esconder as tuas tão belas asas.

Depois disso ela passou a se vestir daquela maneira. Sua marca é a auréola de anjo, que vira e mexe coloca na cabeça.

* * *

— Pra que uma aureola?

— Combina.

— Com o quê?

— Com...

— As asas. Elena é uma das poucas pessoas com individualidade exterior. Devido à mistura dos genes de pomba e humano, ela conseguiu implantar em si ossos e um sistema nervoso idêntico ao de uma pomba, em escala acessível para os humanos. O teste foi feito cerca de trinta vezes. Elena foi a única que sobreviveu.

QUINZE

— Então, jovens, qual seria o objetivo de vocês aqui?

— Não sabemos.

— Não?

Joseph então tomou a liderança e começou a falar.

— Depois que Elena nos ameaçou, precisávamos encontrar um lugar seguro.

— E a biblioteca foi o melhor que acharam.

— Bem, sim.

— Olha, garotos. Este lugar não é seguro. Quer dizer, na verdade é, porém, quando estamos perto da data de entrega de livros, nunca sei quando eles vão abrir aquela porta. E, ainda mais, algumas vezes eles aparecem do nada.

— Olha, estamos há mais de três meses sem comer nada saudável, sem água potável para beber todo dia, e Alex está muito desnutrido. Precisamos ficar aqui até acharmos um lugar melhor.

Com isso que Joseph falou, Ayle ficou pensativa. Sabia que a biblioteca estava longe de ser o melhor lugar para ficar, principalmente para fugitivos do Complexo. Ela se levantou e disse:

— Existe um lugar.

Os três assentiram e lhe deram atenção com olhares confiantes.

— Neverland. A escola Neverland.

— Neverland? Que nome é esse? — questionou Alex.

— Neverland é uma das primeiras escolas que foram criadas no nosso país. Foi designada para alunos e professores viverem ali dentro sempre. O projeto foi aprovado e construído, porém, quando estava pronto para ativação, o papa repensou e decidiu que não iria dar certo.

Ela continuou:

— Ninguém, especialmente nenhum membro do Complexo, vai para lá. Além de ser um local não muito agradável, o caminho assusta.

— Assusta? Como assim, não é agradável?

— Não muito longe do campo em que fica Neverland, houve guerras. O papa disse que aquele lugar são as almas dos inimigos que lá faleceram e se tornaram demônios. Chamaram-nos de *incompreendidos*.

— Eu acho que vi esse nome no livro.

Ela abre aquele mesmo livro de capa aveludada e começa a folheá-lo. Mais ao fim do livro, encontra finalmente a página que necessitava, e lê em voz alta a mesma coisa que Ayle havia dito.

A ilustração do livro parecia ser feita de um material parecido com carvão, porém tinha diversas cores. Ali estavam ilustradas algumas nuvens, mais parecidas com fumaças coloridas. Suas cores eram mais um neon, sendo verde, azul, rosa e laranja os mais presentes. Não havia mais nenhuma informação — apenas que eram vistos durante a noite.

— Realmente. Você já viu um, Ayle?

— Não, e nem quero. Claro que pode ser uma mentira inventada pelo papa e pelo Complexo para que ninguém vá mexer perto da zona de guerra.

— Que guerra aconteceu lá?

— Ah, seria uma longa e cansativa história. Imagino que estejam muito cansados, e provavelmente com fome. Irei mostrar a vocês onde podem dormir. Fiquem aqui até se sentirem recuperados.

— Muito, muito obrigada mesmo.

— Não é nada. Irei procurar a localização de Neverland. Imagino que falta algo para eu lhes contar, mas garanto que acharei essas informações o mais breve possível.

Então, em vista da promessa, o trio concordou, confiante. Ela então os levou até o fim do corredor, e pelo caminho o grupo de aventureiros entendeu que aquele enorme corredor se tratava da ligação entre a biblioteca e a próxima estrutura, no caso, a casa de Ayle.

Era uma estrutura bem feita, que realmente parecia o interior de uma casa. Possuía dois andares, contudo o segundo seria apenas como uma passarela enorme que percorria todo o perímetro interno do lugar. Uma grande escada levava até esse segundo piso, sobre a qual tinha um tapete vermelho.

No primeiro andar se viam alguns poucos itens de grande interesse. Era apenas um lugar onde a luz que saía de uma das janelas iluminava melhor. Tinha ali vários cactos de grande tamanho e suculentas enroscadas na parede. Havia também duas samambaias de imenso porte, quase surreais.

Era ali também que ficava a enorme mesa de vidro, na qual estavam empilhados papéis e pastas de função não relevante, e também uma gaiolinha com um passarinho dentro.

— Por que precisa de uma gaiola, se o espaço todo é fechado?

— Eu não sei abri-la. Tem só uma portinha por onde coloco comida e água. Ele já estava aqui quando cheguei.

Era um canário azul. Um lindo canário. Ele batia timidamente suas asas, de forma que parecia se conter. O bico era negro e puxava uma listra de penas da mesma cor ao contorno de seus olhos, negros igualmente. Tinha uma diversidade de tons fantástica em suas azas, que variavam do azul-turquesa a um azul-celeste mais claro. Quando um raio de luz batia sobre suas listras, era como um prisma recebendo e emanando luz.

— Posso abrir, se quiser — Emma ofereceu.

— Sim, mas antes venham ver onde irão dormir.

Ayle subiu as escadas, e o trio a seguiu. Era um andar com uma cama que estava posta junto da parede, e muitas, muitas almofadas mesmo, estavam distribuídas. Aquele andar, que parecia propenso a quedas e perigoso, era seguro. O espaço era bem grande quando visto de perto, e de fato, todo o local parecia enorme, visto que era pouco menor que a biblioteca.

A mulher puxou uma espécie de porta e tirou dali um colchão de casal enorme. Também retirou cobertas e lençóis.

— Não se importam de usar todos o mesmo, né?

Eles negaram com a cabeça.

— Bem, vocês podem escolher onde ficar.

Emma olhou para os dois, e logo se virou para Ayle.

— Ficaremos lá embaixo.

Ela concordou e, com a ajuda de Emma, organizou o colchão. Ao terminarem, as duas suspiraram, e Emma se dirigiu até o pássaro.

— Qual o nome dele?

— Azulão.

— Entendo o motivo do nome.

Ao abrir a gaiola com cautela, a pequenina ave saltitou com receio, hesitando sair da gaiola. Porém, com um aceno carinhoso da loira, o animal bateu asas para fora. Suas asas eram grandes para o seu tamanho, o que explicava sua falta de mobilidade dentro da gaiola.

O voo de Azulão tirou um sorriso de todos, inclusive de Joseph.

— Bom, logo o jantar vai estar aqui.

— Jantar?

— Sim! Como estou muito longe de qualquer vila, recebo todos os dias as refeições. Não sei como, mas sempre estão bem quentes e parecem ter sido feitas na hora.

— Isso é igual a quando nos alimentamos em nossas casas.

— É mesmo? Provavelmente usam o mesmo sistema aqui e lá.

— Sim, provavelmente.

No fim do diálogo, o som de um sino soou. Vinha da mesa de uma pequena portinha na parede, que unificava o corredor com a casa. Dali, quando Ayle se aproximou, colocou a mão sobre o espaço e de lá se abriu uma pequena portinha com a comida dentro.

Ela retirou e a porta se fechou com rapidez, nada antes visto pelos três.

DEZESSEIS

Juntos, todos comeram o frango assado. Emma se lembrou de quando também tinha comido um frango daqueles, com molho, ervilhas, salada e macarrão. Bebiam suco de limão e água, naqueles mesmos copos que haviam visto no balcão.

— Irei pedir que tragam uma quantia maior de comida, ok?

— Você pode fazer isso?

— Posso. Posso também pedir que em certos dias não entreguem.

— Nossa. A cada momento ficamos descobrindo cada vez mais.

— Falta muito ainda para vocês descobrirem. Imagino que em Neverland vocês descubram ainda mais.

— Mesmo?

— Sim.

— Mas como?

— Veja, se não me engano, algumas pessoas e alunos vão para lá.

— É porque nunca existe fiscalização lá?

— Sim.

— Devem ter muito medo desse lugar — riu Alex, seguido por todos.

— Bom, eu vou trabalhar. Quando terminarem, batam naquele mesmo lugar e ponham a louça.

— Certo. Obrigada, Ayle.

— Não é nada, meus queridos.

Emma sorriu enquanto via a mulher se dirigir ao corredor novamente, acabando por desaparecer na sombra.

— Ela é muito legal — disse Alex, colocando mais um pedaço de frango em sua boca.

— Sim, e pelo visto tem bastante conhecimento.

— Provavelmente porque vive cercada de livros sobre tudo o que for, e também trabalha para o Complexo — acrescentou Joseph.

— Acham que ela nos trairia?

— Não, mas poderíamos evitar falar o máximo possível.

Emma sorriu, suave.

— Fico feliz de que, se ficarmos aqui, Alex poderá se recuperar.

Quando ouviu isso, ele levantou a cabeça e olhou para os seus olhos azuis e rosa, que naquele instante brilhavam com uma doce serenidade. Ele engoliu sua comida e sorriu.

— Vocês parecem um casal — disse Joseph.

— NÃO! — ambos gritaram juntos.

— Somos amigos! — disse a loira. — Somos melhores amigos!

A forma de deboche como o de cabelos negros disse aquilo fez parecer que realmente estivesse acreditando naquela possibilidade de um romance entre os dois. Sua voz ecoou com certo ciúme, e seus olhos semicerrados encaravam a dupla enquanto estava de cabeça baixa.

— Não que eu queira nada com vocês dois. Longe disso, somos amigos. Imagino que, se começássemos a namorar, iria dificultar nosso progresso.

Emma concordou.

— Sim! Devemos focar em nosso objetivo.

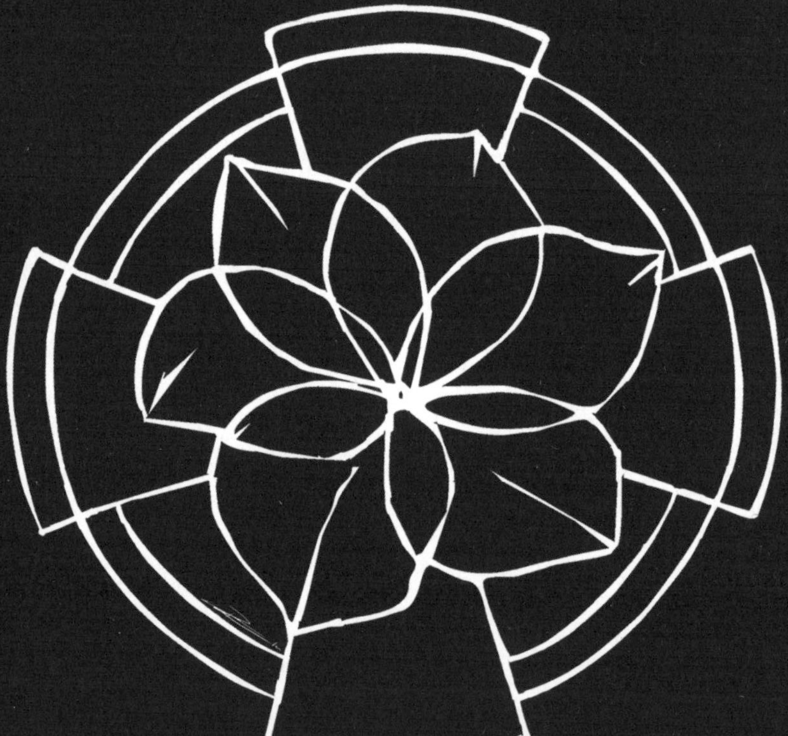

DEZESSETE

Fazia, por fim, três meses que estavam ali. Originalmente o plano era ficarem poucas semanas e depois partir, mas começaram a ficar muito confortáveis, e então se deixaram levar pela estadia maravilhosa.

Depois daquela primeira noite, a comida começou a vir ao triplo. Todos os dias, Joseph escolhia um livro de qualquer seção e pedia para que Ayle contasse a história. Assim, antes do jantar, fazia um pequeno teatro com Azulão, que uma vez foi a delicada Mercedes, de O Conde de Monte Cristo.

Depois de um tempo, a janta começou a ser muito solitária. Logo os três comiam sozinhos as três refeições. O motivo? Ayle repentinamente teve que realizar um trabalho lento e rigoroso, que não foi revelado ao trio.

Numa manhã, Emma era a única acordada, e estava aguardando o sino do café da manhã tocar. Ela andava pela biblioteca, olhando as estátuas. Alex, com sua ajuda, deu nomes a todos os anjos que estavam ali, baseando-se nos instrumentos que tocavam.

Emma, depois de conversar com as estátuas, deitou-se no meio do salão, observando o teto com aquele afresco gigantesco. Ela pensou com seus botões o que de tão errado havia com Política.

Pois então, Ayle entrou no recinto. O som de seus sapatos tocando o chão ecoou mais que o comum, por não haver nenhuma movimentação por ali. Ela parou.

— Emma? Acordada tão cedo?

— Eu tive um sonho ruim e acordei.

— Está tudo bem?

— Eu acho que sim. Não sei.

Ouviu o som de um papel amassando, não em uma bola, mas contra algo.

— Quer tomar um café ou leite quente?

— Acho que sim.

— Venha, então.

Emma então se levantou, indo até o balcão. Ayle despejou, na xícara que Emma vinha utilizando, leite quente e um pouco de café. Ali também botou um pouco de canela, mistura que descobriu graças a um pequeno acidente.

Emma agradeceu e levou a porcelana à boca, e com os lábios delicados tomou um gole da mistura doce e energética. Ela se sentou sobre o próprio balcão, e, quando colocou sua mão livre sobre o joelho, Ayle a pegou.

— Emma, você parece muito aflita.

— É por causa do sonho.

— Tudo bem se você falar sobre...?

— Eu acho que sim. Mas não quero que os garotos saibam.

— Não vou contar, eu te prometo.

Emma concordou.

* * *

Era um espaço muito frio. Era similar a uma enorme sala feita de vidro em forma de cubo. Eu estava dentro dela.

Não dava para ver nada, e não havia nada dentro do cubo. Do lado de fora, a visão que eu tinha era apenas o preto, com toques aquarelados de roxo e azul-marinho. Havia uns pontos brilhando e se mexendo; imagino que seriam estrelas.

Eu podia ver o cubo como se ele fosse feito de palitos, entende? Eu via só os palitos. Eram finas linhas que eram transparentes, mas quando estavam ali, no espaço, atraíam ar, e dava para ver a movimentação dele ali, dando para identificar que era mesmo um cubo.

Eu me sentei, pois realmente não tinha muito o que fazer naquele espaço. De repente comecei a ouvir um som muito curioso de um instrumento. Quando me virei para verificar de onde o som vinha, o espaço tinha mudado completamente.

Era um local totalmente escuro. No chão havia algumas flores azuis, feito as penas do Azulão. Elas tinham pétalas mais arredondadas nas pontas, e também mais gordinhas. Acho que cada flor tinha quatro pétalas cada uma. Eu estava sobre um monte, e algumas estavam sobre mim.

O som ficou ainda mais perceptível, e finalmente voltei a cabeça para onde eu estava originalmente. Vi, mais à frente, uma mulher tocando uma espécie de piano. Ela emanava uma luz indescritivelmente bela.

Levantei-me e comecei a me aproximar. Eu pisava naquelas flores como se pisasse em nuvens ou algo extremamente macio. Quando a trilha de flores parou, senti que aquele chão negro era molhado, como se eu estivesse caminhando sobre a água, mas fixo como um chão de verdade.

Quando me aproximei o bastante, vi que ela tocava órgão. Fiquei hipnotizada com a sua destreza no instrumento. Nunca ouvi música igual. Ela parou, e eu aplaudi. Com meus aplausos, ela não se assustou, como se ela mesmo tivesse pedido para que eu a ouvisse.

— A senhorita gostou? — ela me perguntou.

— Sim. A senhora toca com maestria. Onde aprendeu?

— Um homem loiro me ensinou.

— Um homem loiro?

— Sim, de pele marrom e cabelos escuros. Porém, sou incapaz de me lembrar de seu nome.

— Eu entendo. É um órgão, não é?

— Sim, é. Por acaso gostaria de tentar tocar?

— Não, me desculpe; não sei tocar.

— Eu entendo. Bem, quer ouvir outra música?

— Sim, eu quero.

Aquela mulher era muito parecida com alguém. Tinha cabelos curtos e amarelos, porém suas pontas eram um pouco alaranjadas. Tinha uma pele bem clara e olhos de duas cores: azul-violeta e rosa-claro. Porém, eram cores mais acinzentadas. Ela tinha um corpo magro e bem definido, em forma. Porém sua barriga era meio murcha, como se tivesse passado por uma maternidade difícil.

Ela se esticou e respirou fundo, começando novamente uma música melodiosa naquele órgão. Eu fechei meus olhos e comecei a sentir o som da música, que no início era calma e repleta de ritmos suaves. Porém, comecei a notar que a música estava se perdendo do curso, pois começou a se tornar macabra.

Abri meus olhos e não vi mais a mulher tocando o instrumento, mas apenas as teclas sendo apertadas. Senti-me sufocada e não conseguia mais respirar, e, quando olhei para trás, a mulher estava coberta de mãos negras a segurando. Ela se aproximava de mim mancando, e quando estava bem à minha frente, a cerca de alguns centímetros, me disse:

— Tome cuidado.

E então ela agarrou meu pescoço e começou a me sufocar. Nesse momento eu acordei completamente atônita.

* * *

Ayle assentiu durante o desfecho do relato. Emma estava com a cabeça baixa, e um pequeno movimento em seus ombros indicava que soluçava. Ela tirou a xícara das mãos da menina e a colocou no balcão, e a seguir a abraçou.

Ela soluçava e chorava baixinho, de forma que de longe não se podia perceber. Ayle acariciava seus cabelos loiros enquanto repetia inúmeras vezes que nada passou de um simples pesadelo, que era normal.

Porém, aqueles soluços foram ficando mais altos e pesados, fazendo que Ayle sentisse a dor do tórax da menina se movimentando com brutalidade. Até mesmo a manga de sua blusa estava ficando molhada com as lágrimas salgadas dela. Ouviu passos afofados no corredor, e entendeu quem era. Ela fez sinal com a cabeça para que se aproximassem.

Joseph e Alex passaram por cima do balcão e abraçaram Emma com calor, Alex pondo com delicadeza sua cabeça no ombro dela, e Joseph em sua nuca. Ali, os três unidos em um ato de amor pela garota, criaram uma alma quente de apego. Em questão de minutos no meio daquele bolo, Emma lentamente parou de chorar, e permaneceu em silêncio.

DEZOITO

Emma estava entre os garotos, sendo que Alex era quem estava atrás. Ele mexia nos cabelos loiros e laranjas de Emma e tentava fazer algumas tranças. Incrivelmente, ele teve certo sucesso fazendo isso, e a trança que fez no cabelo dela ficou decente. Ele pegou uma fita e amarrou sua ponta, com alguns fiapos saindo do penteado. Ele se sentiu orgulhoso.

— Devo investir num salão de beleza.

Joseph riu.

— Qual a graça? — perguntou, com a voz elevada.

— Ficou ridículo.

— Cala a boca! Ficou lindo!

— Aham, claro.

— A Emma achou lindo, não é, Emma?

— Sim, ficou lindo.

Alex sorriu vitorioso, estufando o peito. Joseph revirou os olhos e continuou fazendo o que estava fazendo: arrumando a peça do dia, que seria de O Crime do Padre Amaro.

— Quem Azulão vai interpretar hoje?

— Dona Joaneira.

Depois do pesadelo de Emma duas semanas antes, Ayle parecia ainda mais atordoada. Ela se movia de um lado para o outro sem parar, pegava livros e depois os devolvia. Ela escrevia a toda hora, e só parou naquele dia para fazer o resumo para Joseph.

— O que acham que Ayle está fazendo?

— Trabalhando, talvez.

— Sei lá, ela parece estar perturbada depois daquele dia.

— Acham que é minha culpa?

— Não! Por que seria?

— Sei lá... Nunca tive um pesadelo na minha vida.

— Não dizem que pesadelos são presságios?

Joseph deu um soco de punho bem fechado na cabeça de Alex, que se contorceu e pediu mil desculpas.

No quarto, Ayle colocou, na mochila de Emma, comida, dois livros e um pacote. Ela estava de rosto baixo e olhos tristes — realmente nada bem. Ela voltou rapidamente para a biblioteca e, com um sorriso, pediu:

— Meninos, podem ir tomar um banho?

— Claro.

Então os dois saíram do lugar e foram fazer o que lhes foi pedido. Ayle ajudou Emma a se levantar e a cumprimentou.

— Emma, posso lhe mostrar uma coisa?

— Claro que pode.

Então, Ayle levou Emma até uma prateleira, e, depois de procurar, tirou um livro. Ele era de capa dura, com um cérebro e uma caneta de pena estampadas no couro folgado, com o título logo acima: Sherlock Holmes e o Signo dos Quatro. Ayle entregou o livro para Emma.

— O que é isso?

— Um presente.

— Presente?

— Achei que ele combinaria com você. Então, estou lhe dando. É uma das primeiras edições que há por aqui.

— Mas isto não é importante?!

— Agora é, pois é seu.

O rosto de Emma, ao invés de ficar vermelho, ficou suave, e as marcas de suas feridas pareceram escorrer com o amoroso sorriso que esboçou. Ela fechou os olhos e aceitou.

— Obrigada, Ayle. Vou cuidar muito bem dele.

Ayle a abraçou com força.

— Eu sei que vai.

* * *

De noite, a peça foi incrível. O drama que Joseph fazia enquanto ditava suas falas melosas para Amélia, que era interpretada por Alex, fazia Emma sorrir docemente.

Ayle os pôs para dormir como se fossem crianças, mas eles não dormiram assim tão fácil. Quando ela finalmente foi para a sua cama, eles entrelaçaram seus dedos e sorriram, com um pacto selado.

A manhã seguinte começou como de costume. Emma estava tomando o café junto dos garotos, enquanto conversavam sobre assuntos totalmente indispensáveis, como as cores do arco-íris.

— Eu não acredito que tenha nada no final de um.

— Mas como explica o brilho?

— Alex, não tem brilho nenhum! — falou Joseph, atacando o outro com uma colherada de geleia.

Emma, no caso, apenas ria da imaturidade deles. Claro que não era uma exceção a esses comportamentos, pois, por mais que fosse "líder" do grupo, ainda assim mantinha uma postura extremamente descontraída.

Quando todos já estavam satisfeitos e não havia louça sobre a mesa, eles se dirigiram à biblioteca. Não notaram, mas durante a noite suas bolsas haviam sido retiradas de perto deles.

Ayle estava, como de costume, atrás do balcão. Ela se encontrava muito mais pensativa do que o normal, e provavelmente estava preocupada com algo. O grupo então se aproximou dela, e, com um sorriso, ela os recebeu.

— Emma, já começou a ler o livro?

— Ainda não, mas garanto que terei terminado antes de sairmos daqui.

O sorriso pareceu desaparecer. Ela então pediu que o grupo ficasse, naquele dia, dentro do balcão.

Conversa vai, conversa vem, as horas foram passando, e já eram cinco da tarde. Aquele dia parecia mais estranho do que os outros, e mais quieto. De repente, o estalar da porta de metal estourou no ar e fez com que todos ficassem de olhos arregalados, menos Ayle.

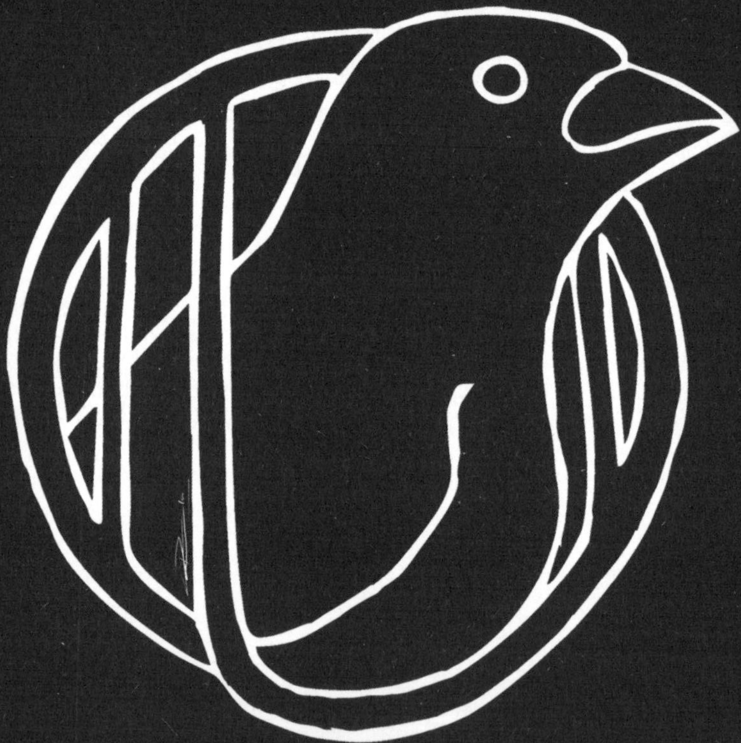

DEZENOVE

A porta lentamente se abriu, e aquele som característico de terror pôde ser ouvido dentro da cabeça de todos. Ayle se encolheu em seu canto, mas, quando entendeu a situação, colocou-se em posição firme.

— Se abaixem!

A porta continuava.

— Ayle?

— Abram a portinha aqui embaixo.

A luz laranja ofuscante começou a iluminar o lugar.

— Ayle, o que está acontecendo?

— Entrem ali, rápido! Fiquem quietos, e, não importa o que aconteça, não saiam, por nada neste mundo.

O rosto dos jovens começou a apertar e suas feições se tornaram nervosas. Eles estavam com medo.

Quando a porta bateu na lateral da parede, Ayle sorriu e acariciou o rosto de Emma.

— Pois saiba que você... não, todos vocês são especiais.

Então, a mão que antes acariciou a cabeça dos três os empurrou para dentro de um pequeno alçapão. Emma, antes de ser cegada pela escuridão, ouviu um som, e a porta se fechou sozinha, pois a mão de Ayle perdeu forças.

Eles ouviram o som de uma tropa inteira sapateando dentro do local, ecoando os gritos dos invasores com perguntas enigmáticas. Um deles então disse:

— Acertamos ela.

Acertamos quem? Quem são eles? Do que estão falando? O que querem aqui? Ayle? Por que Ayle não diz nada? Está escuro. Estamos com medo. Eu estou com medo. Pelo amor de Deus, Ayle, me responda.

Sem respostas. Sem perguntas. O temor que Emma sentia a impediu de dizer qualquer coisa. No pequeno vão que havia ali, ela viu o sangue pingar, e nesse momento seu coração apertou. Sabia que estava condenada.

No fim, era um grupo de dez soldados armados com bestas, enviados pelo Complexo. O som e o desaparecimento repentino da voz de Ayle era um dos ataques, que a acertou em cheio na testa.

Passaram-se cinco dias com os três isolados dentro do alçapão, pois tinham medo de receber o mesmo castigo de sua amiga. Nenhum disse uma mísera palavra, e nem derramou uma lágrima. Eles estavam mortos.

Quem abriu a portinha foi Joseph, que seria o menos propicio a desmaiar caso visse alguma cena tenebrosa. Isso mostrou-se correto, mas não amenizou sua reação.

Ele deu espaço para que os outros dois saíssem, porém não quis olhar fixamente para aquilo.

Emma, no entanto, viu com os olhos bem abertos, e foi Alex quem a impediu de ver mais.

O corpo claro de Ayle estava debruçado no chão, já em um estado fedorento. Os olhos azuis agora eram cinza. Um cinza morto e triste. Sua testa estava com uma flecha cravada, com sangue já coagulado e seco que escorrera pelo rosto.

VINTE

Eles partiram naquele mesmo dia.

Ayle já estava ciente do que iria acontecer, e logo deixou tudo de que eles iriam precisar: comida, água, um mapa e informações interessantes.

Deviam, no momento em que chegassem a Neverland, falar com Pascal. Ela não deu mais informações a esse respeito, apenas desejou sorte a eles.

No fim, a caminhada da vez seria muito mais exaustiva. O país era muito grande, e ainda tinham que atravessar um enorme pedaço de terra para chegar ao seu objetivo. Por incríveis dois meses, eles não conversaram durante o percurso, apenas pediam para parar ou se davam boa noite. O choque ainda era imenso.

Emma, sempre que paravam, lia o livro que Ayle lhe deu no dia anterior ao ataque, e marcava com um lápis comentários, escritos como se Ayle os fosse ler de alguma forma mais tarde. Em uma parada, Joseph atrasou o grupo. Com um canivete que Ayle colocou na bolsa, cravava em um pedaço de madeira até produzir um objeto oco, similar a uma pera.

Em outra parada dessas, Emma notou que ele instalava cordas no objeto, e, quando passou os dedos sobre a corda, fez um som.

— O que é isso?

— Um violão.

— Não parece um violão.

— Eu sei que não, mas Ayle me deu um livro que mostrava como fazer um mais ou menos assim.

— Ao menos sabe tocar?

— Aprendi no livro. Não sou bom, mas aprendi.

Joseph então se arrumou à sombra de uma árvore solitária, e aos poucos, com vários erros, ele tocou uma música. Ninguém comentou nada, e ele nem esperava que o fizessem. Foi apenas um sorriso de Alex que o encorajou.

Graças aos poucos meses que ficaram na biblioteca, Alex ficou bem mais saudável do que quando conheceu Emma e Joseph. Sua animação ainda se manteve, mas nos últimos tempos ele parecia vazio.

— Eu sinto falta do Azulão — soltou Alex em uma das paradas para comer.

— Eu também...

— Sinto falta de tudo lá.

— Principalmente de...

— Ayle.

O grupo suspirou e deitou na grama, olhando mais uma vez para o céu que cintilava em um azul limpo, sem nuvens.

Emma tentou esconder o fato de que toda noite soluçava de dor pela sua perda.

Emma contava as estrelas enquanto Joseph afinava seu violão. Alex estava de pé olhando para o horizonte, quando Joseph começou a tocar de maneira correta. Os outros dois arregalaram os olhos e chegaram mais perto para ouvir. O violão, surpreendentemente, soava bem. Mesmo não sendo um violão feito corretamente, era até bom o som que saía do instrumento.

— Você está conseguindo, Joseph!

— Sério? Obrigado.

— Que bom que está se esforçando.

O som do violão parecia estranho, tinha um chiado junto.

— Que som é esse?

— Eu não se...

No céu. Lá estava. Uma linda aurora colorida. Era lindo.

— O que é aquilo?

— Não sei, mas o som vem dele.

Pegaram suas mochilas e subiram mais para que pudessem ver. Acima de um campo seco, repleto de pedras e poeira, aquela aurora saía do chão e dançava até o céu. Eram os tais espíritos. Após forçar um pouco a vista, Emma viu, no fundo, uma construção.

— Estamos perto.

— Perto?

— Perto de Neverland! Eu... Meu Deus!

O sorriso se abriu no rosto do grupo, e, com o aviso feito por um estalar de dedos, eles correram novamente, pois estavam perto.

VINTE E UM

Em frente a algo que não parecia uma escola, mas sim uma catedral gótica, os três estavam embasbacados. Emma sentia sua pele formigar, e o calor não ajudava a acalmar esse formigamento. Eles seguraram as mãos e deram um passo adiante, empurrando juntos o grande portão cheio de arabescos de metal.

Abrindo a porta, eles viram uma cena inacreditável: pessoas em convivência, andando pelo enorme pátio daquela escola. Não havia nenhum tipo de plataforma ou caminho que levava às salas. Eles viviam ali, livres.

Quando o portão se abriu então, o som que ecoou foi o mínimo para fazer todos olharem para os forasteiros. Uma garota de cabelo cinza gritou:

— Chamem as forças! Invasores!

Então todos correram para as escadas e desapareceram. O lugar agora deserto disse "olá" de uma maneira inusitada, mas nada que atrapalhasse a chegada dos três, que começaram a andar quando fecharam o portão logo atrás deles.

Foi questão de tempo para um grupo de cinco aparecer com toda sorte de armas brancas na mão, inclusive um taco de beisebol.

Dentre eles se destacavam três, que talvez fossem os líderes: um garoto alto, com cerca de um metro e oitenta de altura, e um cabelo parecido com o de Joseph, porém ruivo; uma menina de cabelos loiros com as pontas rosadas, sendo que um lado estava cortado próximo ao queixo, e o outro chegava em seu peito; e, por fim, um garoto de cabelos brancos, bastante, mas não exageradamente, musculoso. Todos eram magros, mas não tinham sinais de fome, ao contrário de Alex.

— Quem são vocês? — perguntou o ruivo.

— De onde vieram? — interrogou a garota.

— Esperem! Podem abaixar as armas, não viemos com intenções ruins.

Eles se entreolharam, e, quando o ruivo abaixou a arma, todos fizeram o mesmo. Ele acenou com o ombro para o grupo atrás, um sinal para não abaixarem a guarda.

As pessoas que haviam subido estavam nos corredores e olhavam cautelosamente para a cena no pátio, mas um estava na escada. Nos primeiros degraus, não se podia vê-lo, por conta da sombra e da viga que o escondiam.

— Thomas, venha.

A figura que provavelmente era Thomas recolheu-se com o pedido do ruivo e deu de costas, subindo para o primeiro andar. Os burburinhos das pessoas lá em cima cessaram apenas quando o garoto ruivo retomou a fala.

— Quem são vocês?

— Meu nome é Emma, e esses são Alex e Joseph.

— Mostrem-nos os pescoços.

Timidamente eles se viraram e levantaram o cabelo, mostrando seus códigos.

O grupo que estava se comunicando, inclusive seus líderes, se espantaram. A feição de surpresa deles deu a entender que aquilo não era normal.

— Confirmem para nós de onde vieram.

— Do distrito 12 — respondeu Emma.

O ruivo acenou.

— O que há nas bolsas? — intimou impaciente a garota, levantando levemente a ponta do cano que segurava na direção das bolsas.

— Ah, um pouco de barras de cereais, água quente, bolachas, pão seco, uma geleia de figo meio comida... — disse Emma enquanto esvaziava sua bolsa. — E na que Alex carrega, tem livros e papel.

Os três se entreolharam e se aproximaram. O grupo logo atrás avançou, mas, quando o ruivo fez sinal com a mão, eles pararam. Ali próximos dos forasteiros, os três analisaram todo o conteúdo que havia nas duas bolsas. O ruivo direcionou a palavra para os outros dois, dizendo:

— Avisem a todos para que entrem nos quartos e não saiam. Vou levar esses aqui para Lis.

— Claro — disseram em coro os outros dois, fazendo sinal para o resto do grupo e se dispersando. Em pouco tempo o som dos passos desapareceu atrás de portas.

— Me sigam.

O garoto ruivo direcionou o trio, atravessando o pátio e seguindo para um corredor fundo. Atravessando-o, entraram por uma porta que se localizava numa enorme cúpula etiquetada por uma placa de metal gravado “Administração”.

Abrindo a porta, ele impediu que o grupo entrasse, fazendo uma barreira com a mão. Pôs sua cabeça adentro e pediu permissão para entrar, que foi concedida.

Entraram então numa sala enorme, porém simples. Uma mesa retangular ao centro, sobre um tapete circular, tinha sobre ela zero ornamento ou objeto de decoração. Era isso que melhor caracterizava o local. Sentada numa cadeira atrás da mesa, havia uma mulher.

Ela tinha cabelos castanho-acinzentados, lisos, até o peito. Usava um brinco, que aparentava ser de pressão, de cor branca, um belo contraste com seus olhos verdes-claros. Ela estava usando uma camiseta cinza e uma legging bege, vestimenta igual à de todos de Neverland até então. O que a diferenciava era um casaco preto fino, que se encaixava perfeitamente em seu corpo.

Ela levantou o olhar sereno e indicou com a mão cinco bancos de madeira pintados a mão no canto da sala. Os três se sentaram e timidamente olharam para a mulher.

— Qual o nome de vocês?

— Somos Emma, Alex e Joseph. Viemos... Quero dizer, fugimos de nossa escola.

A sobrancelha dela levantou, de surpresa.

— Fugiram, é?

— Sim. Houve algum erro no sistema, e as cabines de Joseph e a minha se abriram. Quando fomos ao depósito, encontramos Alex maltratado. Fugimos com sorte, mas deixamos o sinal de que o fizemos.

— Que sinal?

— Freiras mortas.

— Entendo. Qual o objetivo de vocês aqui? — perguntou ela, com uma caneta na mão, passando levemente sua ponta sobre um papel.

— Ayle nos contou deste lugar.

Ela arregalou os olhos e derrubou a caneta.

— Vocês disseram Ayle?

— Sim. Ela nos abrigou por alguns meses na biblioteca.

A mulher apenas concordou, e Emma prosseguiu:

— Ela disse que aqui estaríamos seguros.

O ruivo olhou com olhos afiados para Emma e depois para a mulher, que sorriu, estendendo sua mão.

— Meu nome é Lisbeth. Sou a diretora deste abrigo.

Emma pegou a mão dela e a cumprimentou.

— É um prazer.

— Vocês ficarão aqui, e espero que tenham uma ótima nova vida. Faremos um banquete hoje para comemorar a sua chegada.

— É sério?!

— Sim. Se Ayle trouxe vocês até aqui, com certeza vocês merecem viver aqui completamente.

Os olhos de Emma se iluminaram com essa notícia, mas se esvaziaram quando ela prosseguiu:

— Falando nisso, como anda Ayle?

VINTE E DOIS

A notícia foi dada pela boca trêmula de Emma, o que entristeceu um pouco Lisbeth, mas ela permaneceu sorrindo.

Quando saíram, o ruivo suspirou e botou a mão na cabeça.

— Cara, eu fui meio rude com vocês... não sabia que conheciam a amiga da Lis.

— Não! Não! Nem nós sabíamos que ela era conhecida...

O sorriso sem graça estalou no rosto dele.

— Meu nome é Max. Sou o líder do time de monitoramento.

— É um prazer, Max.

— Então vou mostrar a escola para vocês. Quero que conheçam o resto da equipe e mais as outras.

Eles caminharam até o pátio, que estava cheio depois do sinal que Lisbeth emitiu da sala. Os outros dois, que antes estavam revistando o grupo, se aproximaram.

— Gente, esses são Zen e Connor. São também líderes da equipe.

Zoe, que era a garota, franziu o rosto, mas Connor sorriu.

— É um prazer. Desculpe ter sido meio ameaçador com o bastão e tal. Falo isso por nós três.

— Está tudo certo, é sério.

Uma garota desceu as escadas, pequenina, com no máximo uns 13 anos de idade, e foi até o grupo. Ela olhou para Max e disse:

— Os uniformes e os quartos deles estão prontos. Elas disseram que eles podem se trocar.

— Certo, obrigada, Lenine.

A menina sorriu e voltou-se para um grupo de cinco pessoas com a sua idade. Max sorriu e acenou com a cabeça para a escada.

— Venham, vamos dar roupas novas para vocês.

Quando subiram, entraram em uma enorme sala com cinco máquinas de costura. Duas garotas de uns 15 anos aguardavam ali. Elas sorriram e levaram os três até a mesa maior.

— Somos Melissa e Ana — disse a garota de cabelo raspado, apontando para a outra, de cabelo cinza preso em um rabo de cavalo, logo após apresentar-se. — Nós gostaríamos de dar novas roupas para vocês.

— Sim, é um prazer.

Então eles começaram a provar as roupas. No olho, Melissa e Ana escolheram perfeitamente o tamanho das vestimentas, olhando então para Emma, Melissa perguntou:

— Você iria preferir uma saia ou um calção?

— Ah, saia.

— Tudo bem, prove essa aqui — disse, entregando a saia bege.

Quando Emma e os garotos colocaram as roupas, saíram dos provadores improvisados com cortinas e ficaram parados. Os roxos e arranhados em seus braços e pernas fizeram as duas garotas se entreolharem.

— Max, acho melhor levá-los até a enfermaria antes de tudo.

— Sim, também acho. Venham, é lá embaixo.

O trio então se juntou a ele e foram até o andar térreo, cruzando-o entre as pessoas, que conversavam, corriam e se divertiam. Chegando à porta da sala, Max se virou.

— Por favor, não falem nada deles. Sei que eles são meio esquisitos, mas, acredite, são gente fina.

Então abriu a porta e a cena foi cômica. Duas pessoas, uma de cabelo extremamente longo e azul, e a outra de cabelo verde na altura do queixo, estavam de pé no canto da sala, de mãos dadas, de frente uma para a outra, encarando-se tenebrosamente.

— Hmmm...

— Visitas — disse a de cabelo longo.

— Sim, visitas — confirmou a outra.

Eles se viraram e disseram juntos:

— Oi, Max. Quem são eles?

— Saiam dessa formação sinistra. São os novatos. Eles estão meio mal.

A figura de cabelo verde se aproximou e tocou os membros de cada um, que estranharam aquilo, e então sorriu.

— Meu nome é Gustav, e ela é minha irmã Anastásia. Somos enfermeiros.

— Vamos sentando, que iremos tomar algumas providências sobre a saúde de vocês. Max, pode ir.

Ele então se despediu e deixou o trio com Gustav e Anastásia, que lhes deram a devida atenção.

— Vocês estão fracos, mas não tanto. Os machucados também não são graves, mas alguns infeccionaram. A higiene... péssima. Mas não posso culpar, vocês estão sem uns bons dias de banho — disse Anastásia.

— Vamos ter que colocar muita vitamina na comida de vocês.

Emma sorriu.

— Vamos limpar tudo e daí liberamos vocês.

O grupo assentiu, com Emma esboçando um tímido sorriso de gratidão. A noite caiu, e o grupo, após fechar os olhos por uns momentos, já havia se recuperado. Logo notaram que os gêmeos não estavam no espaço.

— Que horas são? — perguntou Alex.

— Não tenho ideia, mas deve ser no mínimo umas sete — respondeu Joseph, após tirar a cabeça da pequena janela que se encontrava acima da maca.

— Estou com bastante fome.

Emma passou o antebraço sobre a barriga, sentindo uma sensação desconfortável no estômago.

— Vamos sair para encontrar alguém, e pedir nossas coisas para podermos comer.

O trio então se despediu da enfermaria com um suspiro, e logo se afastaram dela, dando de cara com o grande pátio. Durante a noite, o breu era amenizado pela luz azul que a lua cheia emitia. Eles olharam ao redor, vendo que a escola possuía dois andares: o térreo, onde se encontravam todas as salas de aula e a enfermaria, e o primeiro andar, com os quartos e banheiros.

Olhando para cima, Emma viu a silhueta de uma pessoa. Não parecia adulta, e sim alguém de idade similar à de Joseph, que era o segundo mais velho. Era alta e robusta, mas não de corpo. Seja lá quem fosse, usava um casaco grosso.

A sombra, quando percebeu ser observada, virou-se bruscamente e correu para um quarto, entrando nele.

— Emma?

— Hum? Sim, Joseph?

— Tem um andar para baixo, com luzes acesas. Imagino que estejam todos lá.

— Ah, vamos lá então.

Os garotos seguiram andando até a escada, que estava escondida atrás da rampa, que também levava ao andar de cima. Ela demorou um pouco para começar a andar, pois ficou olhando para a porta em que a pessoa entrou.

"Quem será que era?"

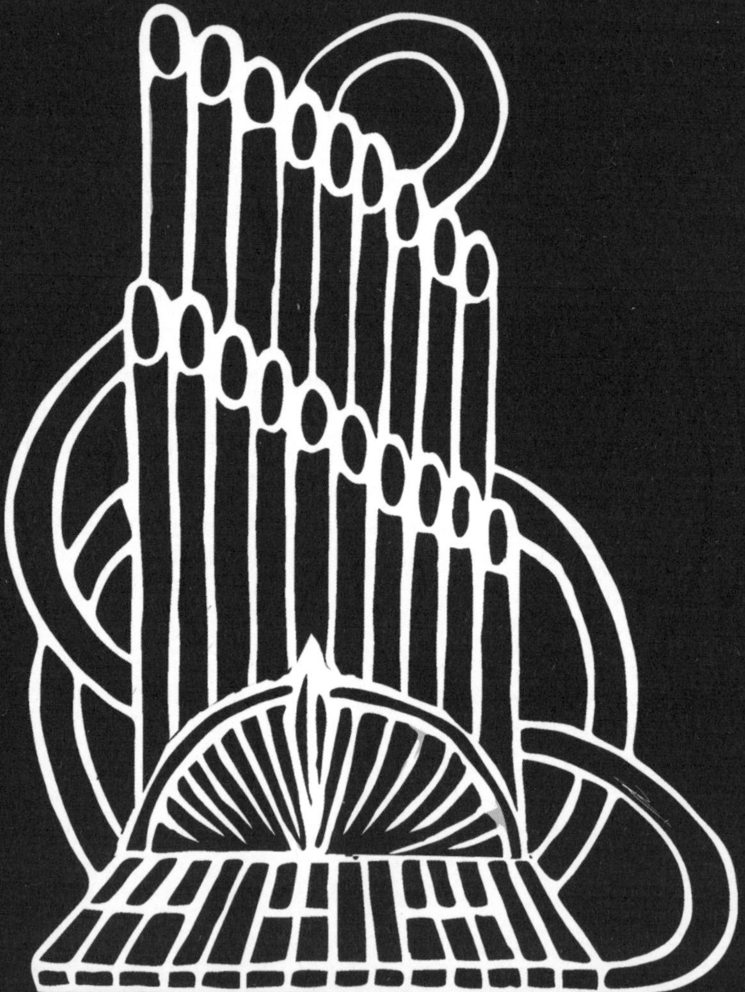

VINTE E TRÊS

— Aqui! Sentem-se conosco!

Max acenava enquanto chamava pelo trio, sentado em uma das cinco enormes mesas do local. Quando se aproximaram, abriram espaço para que se sentassem ali, do lado de Lis.

— Pedi para que Gustav e Anastásia servissem a comida na medida para vocês — disse a mulher.

— Muito obrigada, não sabemos como agradecer.

— Não precisam agradecer.

Na frente deles estava a comida que haviam trazido. O prato de Emma e Joseph era bastante balanceado, praticamente iguais. Havia uma enorme colherada de purê de batata com legumes por cima, e do lado, molho rosado e arroz, com um grande e carnudo bife. Alex, no entanto, tinha um prato com dois pedaços de peito de frango, ovos cozidos, alguns cubinhos de queijo e muitos legumes. Para ele também havia um copo de leite de cabra gelado.

Eles comeram e fizeram amizade. O trio com que haviam entrado em conflito no início da tarde se tornou muito amigável. Connor era tímido, porém tinha uma inteligência fora do normal. A garota, Zen, era muito engraçada e se comunicava bem com Emma.

— Emma, Joseph, Alex, não querem se apresentar para todos? — perguntou Lis.

— Tudo bem por nós.

— Então vão ali pra frente, por favor — Lis se levantou e indicou com a mão o centro da sala.

— Sozinhos?!

— Deixa que eu vou com vocês. — Max se levantou. — Vou dar coragem para eles.

Então, lá estavam os três. Com todos prestando atenção a eles, e somente a eles. Emma então gaguejou e começou a falar.

— Olá, pessoal. Ahn... Meu nome é Emma, e tenho 15 anos, que fiz em junho. Eu sou legal, prometo... uhm...

— Meu nome é Alex! — disse ele, indo para a frente dela com muita confiança.

— Alex...

— Eu tenho 17 anos, e se não fosse pela Emma e o Joseph eu estaria morto.

O burburinho começou entre a plateia, que indagava com surpresa o uso da palavra morto.

— Com 15 anos eu fui preso no depósito da minha escola depois que minha cabine deu pane e eu descobri a verdade. Desde aquele dia, eu tive uma alimentação a cada semana, sendo apenas uma alface inteira e água. Não me lembrava de como era o gosto de comer uma carne ou de beber leite. Mas graças a esses dois eu consegui lembrar.

O discurso de Alex corria bem. Todos aqueles jovens olhavam surpresos enquanto ele narrava sua história, mas, quando ele se virou para apontar para Emma e Joseph, eles estavam de costas e encolhidos no chão, tremendo de vergonha. O rosto de Alex se espichou e ele os repreendeu. Neverland riu.

Terminaram de se apresentar quando retomaram a postura, e falaram com tranquilidade somente quando os três se deram as mãos.

A janta havia terminado, e o trio estava sentado no pátio, com todos sentados em roda olhando para eles, que narravam suas histórias. Contaram sobre a vila, a biblioteca e o deserto. Porém, o cansaço foi mais forte e eles foram se deitar.

Olhando para o teto, Emma se encontrava sozinha no quarto, sem ninguém que realmente conhecesse. Ela deu as mãos e agradeceu por ter sobrevivido. Então se virou e se ajeitou nas cobertas, fechando os olhos e dormindo rapidamente.

Acordou na manhã seguinte com uma movimentação fora do quarto. Quando se levantou e foi ver, viu a escola movimentando-se para o salão de jantar. Zen saiu do outro quarto com um espeto sobre o ombro. Ela acenou.

— Bom dia, Emma. Dormiu bem?

— Bom dia, Zen! Sim, graças a Deus! Fazia uns bons dias desde que dormi bem assim. O que está acontecendo?

— Finalizamos o café da manhã. Eu estava indo chamar Thomas, mesmo sendo inútil. Desculpe por isso, não quis te acordar.

— Não, não! De forma alguma. Acordei sozinha mesmo.

Ela ia perguntar quem era Thomas.

— Emma! Bom dia!

Quando se virou, era Alex.

— Bom dia! — dirigiu-se até ele e o cumprimentou.

— Dormiu bem?

— Pode crer!

— Finalmente acordou, Emma — disse Joseph, saindo de um quarto com um livro em mãos.

— Dormi muito?

— Todo mundo acordou umas sete da manhã.

— Que horas são agora?

— Nove e quarenta e seis.

— Meu *Deus*! Dormi demais!

— Sim. Vamos tomar o café logo. Você vem, Zen?

— Vou sim, só vou chamar Thomas.

— Ok, estaremos lá então.

— Pode deixar.

Com todos juntos no salão de jantar, apenas Zen não estava presente. Quando ela chegou, sentou-se e Lis pôs a mão sobre a dela.

— Ele vem?

— Não, nem quis me olhar...

— Estou ficando preocupada. Ele não come nada que não seja durante a tarde.

— Ele? — intrometeu-se Emma.

— Thomas. Um dos garotos mais velhos daqui. Ele parou de vir para as refeições poucas semanas antes de vocês aparecerem.

— Ele não come?

— Só nas pausas dos treinamentos, que são os únicos momentos em que o vemos. Mas mesmo assim nem quer falar conosco.

— Ele não era assim, sabe? Era um garoto muito cuidadoso. Ele me ajudava a controlar meus problemas com a minha individualidade, mas um dia, do nada, ele ficou assim. Achamos que era brincadeira, mas ele nunca voltou ao normal.

Emma abaixou a cabeça e pôs seu pedaço de bolo na boca, tomando o leite em seguida.

O café tinha acabado e todos estavam de volta aos seus lugares. Emma estava em uma sombra projetada pela parede, lendo Sherlock Holmes, o livro que Ayle lhe havia dado.

— Você é a Emma? — uma voz feminina meio grossa a chamou.

— Sou, sim.

— Meu nome é Maria. Queríamos ver você hoje no treino.

A garota que havia chamado estava sozinha. Ela usava um casaco com fecho de zíper laranja meio escuro, com três listras amarelas fluorescentes nas mangas. O que mais chamava a atenção era sua aparência: tinha a pele clara, mas seu rosto estava completamente queimado do lado direito. O cabelo, da mesma cor que o de Emma, não crescia do lado queimado, que tinha a pele de tom escuro e avermelhado. Seu rosto era cortado da bochecha esquerda até a sobrancelha esquerda, uma cicatriz intencional.

— Claro. Onde e quando?

— É nos fundos, nos escombros, lá pelas três horas.

— Claro, basta me chamar.

— Obrigada por poder ir — ela disse, dando um sorriso.

Emma retribuiu aquele sorriso, e, quando a garota saiu do espaço, voltou sua atenção ao livro, que se tornava cada vez mais interessante.

Ela fechou o livro e se levantou. A escola estava deserta, como as manhãs em que estudava. Decidiu andar aquele mesmo corredor que percorreu antes de ser apresentada a Lis, e, quando checou a porta, viu a mulher olhando montes de papéis, confusa. Pensou em abrir, mas não o fez. Abriu outra porta, que dava para outro corredor, com uma única porta no fim.

Ela abriu a porta e viu um grande órgão ali. Não havia nada além do instrumento e um banco forrado com almofadas. Ela observou de perto e passou os dedos finos sobre as teclas robustas e limpas. O que um instrumento daquele tamanho fazia ali?

Ela se sentou no banco e respirou fundo, levantando as mãos e uma concha aberta, e fechou os olhos. Sentou-se ereta, e seus cabelos pareciam ter sumido, pois não os sentia nos ombros e nem nas costas. Ela então tocou naquelas teclas maravilhosas.

Bach. Não sabia o que era, mas ela tocou. Uma música tão arrepiante, que mesmo ela sentia calafrios durante a performance. Seus dedos se moviam sozinhos, e ela mesma não tinha noção do que estava tocando. Sentia uma estranha leveza em seu corpo, que subitamente parou quando ela ouviu:

— O que está fazendo aqui?

Virou-se rapidamente após retirar os dedos das teclas, olhando para quem a havia chamado. Viu um garoto de pele cor chocolate 80% ao leite. Seus olhos eram amarelos cor de âmbar, que esmaeciam no centro da pupila como cinza. Os cabelos castanhos escuros estavam jogados para trás em um lado da cabeça, enquanto uma franja repicada cobria o seu olho direito, com as madeixas enroladas próximo de sua orelha. Seu rosto era preocupante, pois possuía diversas cicatrizes e arranhados que nunca foram cicatrizados. Seus olhos possuíam profundas olheiras, que ainda assim eram visíveis sob sua pele acinzentada.

Ele vestia um moletom cinza-escuro e uma calça clara, e estava com os braços do lado do corpo, olhando fixamente para a garota.

— Uhm...

— Por que está tocando o órgão?

— Eu... me desculpe.

— Como sabia deste lugar?

— Eu estava dando uma volta e achei a porta aberta.

— Eu estava usando.

— Me desculpa. Eu não mexi em nada! Eu juro! Só toquei o instrumento.

Emma se encolheu quando o garoto se sentou ao lado dela, que deu um suspiro.

— Você sabe tocar?

— Não.

— Então como tocou Bach?

— Bach? Ah, bem... eu apenas senti. Eu nunca toquei órgão.

— Você toca muito bem para alguém que nunca tocou no instrumento.

— Você acha?

— Com certeza. Mas, sabe, pessoas nascem com talentos especiais... basta descobrir.

A voz do garoto abaixou quando mencionou talentos, porém limpou a garganta e disse:

— Meu nome é Thomas.

Emma arregalou os olhos. Mesmo se apresentando, Thomas não olhou para ela.

— Ah! Meu nome é Emma.

— Emma, vou te ensinar a tocar direitinho. Aprendendo órgão, você está a meio caminho de aprender piano, depois harpa.

— Você sabe tocar tudo isso?

— Sei, mas só tem harpa e órgão aqui, então toco somente esses.

— Que legal, Thomas! — Emma sorriu com a doçura de sempre.

Thomas suspirou e evitou sorrir, porém pôde-se observar uma curvatura para cima no canto de sua boca.

— Então vamos, Emma. Irei te ensinar as notas. Faça como eu.

VINTE E QUATRO

Emma e Thomas tocavam junto Prelúdio e Fuga em sol menor. Emma não entendia metade das palavras técnicas de Thomas, mas tentava ao máximo absorver o conteúdo. Incrivelmente, ela decifrava a partitura feita a mão por Thomas mesmo sem saber o que cada símbolo significava ou o nome das notas.

— Você é inacreditável, Emma.

— Ahn?

— Como consegue ler esta partitura? Até hoje tropeço nos compassos, e veja você! Sabe ler sem nem saber o que é uma mínima.

— Talvez eu tenha um talento especial — Emma piscou.

Contudo, Thomas não absorveu a piada. Ele fechou a cara e bufou, se levantando.

— É isso por hoje. Até mesmo porque agora todos temos treino.

— Ah! Você está certo. Prometi a Maria que eu iria.

— Você vai?

— É claro! Promessa é dívida!

Ele soltou um pequeno sorriso. Logo, se virou e saiu. Emma, vendo que agora estava sozinha na grande sala, tocou-se de que devia segui-lo, pois nem sabia o caminho.

— THOMAS, ESPERE!

O garoto parou e se virou, vendo-a correr até ele. Arfando, ela o encarou com vergonha.

— Não sei onde é.

— Oh, céus! Vamos.

Eles contornaram a escola por fora e foram para os fundos. Eram realmente escombros: pedras enormes, pedaços de construção, metais, paredes, torres, tudo. Para não muito grande surpresa da loira, Maria avançou até ela e a enfrentou de frente.

— Onde estava?

— Thomas estava me ensinando órgão.

— Thomas, ah? — com ênfase no "ah". Maria cerrou os olhos e o encarou com voracidade.

— É. Ela não toca nada.

— Ei! Você não falou isso lá dentro.

Thomas riu. Ele não era antipático como estava imaginando, e pelo que contaram, ele deveria ser frio como a neve.

Sobre uma torre retangular, uma garota de cabelos longos até o quadril bateu palmas, pedindo a atenção dos demais. Todos se juntaram na frente do objeto de grande porte, enquanto esperavam indicações.

— Como temos gente nova, vamos fazer uma fileira de ataque. Emma, qual a sua individualidade? — A garota dos cabelos verdes, que depois foi identificada como Mel, apontou para Emma com o olhar e movimento de ombro. Todos encararam.

— Ah, é... Superforça.

— Certo. Quero todos em seus grupos. Cada grupo em cada ponto.

As palavras de Mel eram certas, mas Emma não as compreendia. O enorme amontoado de gente logo se dissipou em quatro grupos, um em cada canto.

— Representantes à frente! — Logo quatro pessoas deram um passo à frente e se destacaram no grupo. — Agora apresentem o grupo.

— Elias, grupo um, Agilidade — um garoto de cabelos cinza-escuros e de raiz branca se pronunciou.

— Griffith, grupo dois, Força — disse o outro garoto, mais baixo do que Elias. Com cabelos azuis-escuros, ele acenou.

— Finn, grupo três, Químico — veio então a única garota, que tinha cabelos rosa presos em um rabo de cavalo.

— Leônidas, grupo quatro, Suporte — disse o que parecia mais velho, alto, mas magricelo como Alex. Tinha longos cabelos verdes-claros, e parecia o tipo de gente que choraria se pisasse em uma joaninha.

Emma olhava para todos meio deslocada, mas pelos nomes, ela entendia o que estava acontecendo e o porquê dos grupos.

— Para deixar o treinamento mais dinâmico, separamos quatro grupos principais: Agilidade, Força, Químico e Suporte. Respectivamente, eles trabalham com membros de velocidade superior ou de maior flexibilidade, com impacto reduzido ou qualquer habilidade ligada a atributos de força física, membros com alteração na química do corpo ou influência sobre ela, e aqueles com habilidades médicas e de cura. Até aí deu para entender?

— Sim. Pode continuar.

— Bom, eles vão fazer uma fila em cada grupo, e você vai ter que atacar ou desviar. Assim eles se apresentam e dizem suas individualidades. Todos de acordo?

Todos concordaram, incluindo Emma. Então, aguardando o grupo da agilidade, ela ficou em posição defensiva, e uma metralhadora de pessoas começou a atacá-la, um por um. Havia alguns que não queriam atacar de frente. Um em especial.

Um garoto de cabelos penteados para o lado correu ao redor de Emma. Ele era claro como a lua, mas seus cabelos azuis-marinhos contracenavam com o olhar cintilante. Ele pulou para trás quando Emma não viu e parou na traseira da garota. A garota sentiu um arrepio enquanto o inimigo se abaixava para acertar suas pernas com um chute, porém ela foi mais rápida: com um golpe invasivo, Emma chutou a lateral do corpo do garoto enquanto a perna dele se aproximava cada vez mais. O impacto fez com que ele grunhisse, mas ele não se afastou. Ele grudou na perna dela e disse:

— Luan, eu sou modelável feito uma massinha.

Emma estava ofegante. Os movimentos que não duraram nem vinte segundos já a deixaram cansada. Ela sorriu.

— Emma! Oi!

O grito chamava por Emma, que, suada, tinha de enfrentar mais uma última pessoa e encerrar com o grupo um. Viu, então, Zen.

— Tá, tá. Vem!

No fim, Emma estava no chão, com suor escorrendo. Ela respirava com dificuldade, e seu peito ia e vinha com força na respiração. Olhava para o céu enquanto Mel falava com Leônidas. Ouviu, entre o barulho das conversas entre todos, passos que se aproximaram dela, e uma cabeça cobriu sua visão: Alex.

— Alex!

— Emma!

— Joseph — disse o próprio, enfiando-se.

Eles a ajudaram a levantar e lhe entregaram uma toalha, que usou para secar a cara. Alex deu-lhe uma garrafa com água bem gelada.

— Você não devia ter concordado.

— Alex, não achei que ia ser assim. Tipo, eu nunca enfrentei tanta gente assim!

— Eu sei, e é bem por isso que te digo. — Alex riu do jeito que só ele sabia.

— Oi, pessoal! — A voz de Finn os chamou. — Tem comida e suco, venham!

— Estamos indo! — disse Joseph.

Emma olhou para os dois, que estavam meio suados.

— Onde estavam?

— Dentro da escola, treinando com uma parte do grupo de agilidade. Eles vieram falar com a gente depois do café. Convidaram para um treino especial.

— Cacete, e Maria me trouxe para minha perdição!

— Eu falo ou você fala? — disse Alex para Joseph, provocando a garota.

Ela deu um riso falso e andou até Finn, que estava encostada em uma pedra. Ela apontou para algumas pedras cúbicas que estavam forradas com um enorme pano, com frutas, bolachas e suco à disposição. Emma e os garotos agradeceram e foram até as pedras, pegando a comida e se servindo do suco.

Emma se separou dos dois e foi até Thomas, que estava sentado em um pedaço de viga, comendo sozinho.

— Oieeee — ela disse.

— Ah, Emma. Oi.

— Eu não te enfrentei. Você amarelou? — brincou ela.

— Eu não sou parte de nenhum grupo de combate. Não tenho individualidade.

— O quê?!

A surpresa de Emma foi tanta que ela deu um pulinho para trás. O olhar vazio de Thomas apenas se afundou mais, e ele evitou contato visual com ela, mas continuou falando.

— Eu sou um estrategista. Nasci sem poder, mas sei pensar.

Thomas deu uma mordida em sua melancia, e Emma ficou meio quieta. Ela então se sentou ao lado dele e levou seu copo plástico perto do dele, pedindo um brinde. Thomas revirou os olhos e sorriu, fazendo a ação que para ele era a mais boba do mundo, mas aquilo significou muito para Emma.

— Vamos ser amigos agora, ok?

— Amigos?

— É! E nem pense que vai se livrar de mim tão cedo...

Novamente ele revirou os olhos, mas sorriu e deu um empurrão leve nela com o cotovelo. Ela riu, e ele também. Assim acabou o treino.

VINTE E CINCO

No jantar do dia seguinte, Emma esperava ansiosamente por Thomas, mas durante dez minutos não houve movimentação no quarto. Joseph se aproximou dela, colocando sua mão sobre o seu ombro.

— Ei, está fazendo o quê? A janta vai esfriar.

— Estou esperando o Thomas.

— Ah. Mas você não vai lá comer?

— Eu vou com ele. Não se preocupe.

— Tá certo, mas não pule o jantar. Precisamos comer todos os dias para voltar a ser saudáveis.

— Entendido, capitão.

Joseph riu.

— Até já, Emma.

— Té.

Joseph saiu, e o silêncio continuava. Emma foi mais perto da porta fechada e colocou as costas nela, sentando.

— Thomas, eu espero mais, ok? Sem pressa.

— ...

Thomas fez a mesma coisa que ela, ficando um de costas para o outro, apenas separados pela porta. De repente, Emma se levantou e desceu até o salão de jantar.

— Imaginei, ela não merece esperar tanto assim — Thomas falou, com um suspiro e um olhar descrente.

Porém, minutos depois bateram na porta, mas ele não abriu. Algo que passou por baixo da porta o cutucou com força na lombar, fazendo-o pular: era um garfo. O talher apontou para cima, a maçaneta da porta, então ele abriu.

Quando viu, era Emma. Ela segurava dois pratos, um em cada mão. Ela sorriu quando o viu.

— Jantar.

— Emma, eu não preciso...

Porém ele mal falou e ela já entrou no quarto.

— Precisa, sim! Faz quanto tempo que você não come nada? Quantas semanas? Se liga! Vai ficar doente e não quero que isso aconteça!

Ela o repreendia enquanto entrava no quarto e colocava o prato dele sobre o criado-mudo.

— Emma...

— Pegue este garfo e coloque um pedaço de batata na boca! Tô mandando!

A voz de uma líder é confiante. A pose que Emma fez entregando o garfo com tudo no peito de Thomas faria qualquer um se arrepiar. Diante de tamanha garota, Thomas pegou a batata e botou na boca, mastigando. Ele evitava mostrar, mas estava amando comer uma batata com maionese.

— Então?

— É bom mesmo... Obrigado por me trazer.

— Vai voltar a comer lá?

— Nem pensar.

— Então vou comer aqui até você não aguentar mais me ver!

Emma fechou a porta e sentou-se na cama, colocando o prato sobre as coxas. Cortou um pedaço do bife e colocou na boca. Thomas a olhava com espanto, porém, cedeu à vontade da garota. Ele se sentou ao lado dela e também comeu pedaço por pedaço, meio quieto.

— Thomas, posso fazer uma pergunta pessoal?

— Pode.

— Por que você não come com os outros?

Thomas não respondeu.

— Entendi...

VINTE E SEIS

Já fazia um ano desde que os três chegaram vivos a Neverland, e tudo estava perfeito. Emma aprendia aos poucos a teoria musical dos instrumentos disponíveis. Alex e Joseph iam se tornando mais próximos e evoluindo em seus atributos físicos. Visto que os dois estavam juntos no grupo da agilidade, podiam ter mais tempo para conversar. Emma lamentava um pouco isso, pois o treinamento começou a ser afastado e ela não conseguia falar muito com eles, mas não havia nada que pudesse fazer para reverter isso.

E por que reverteria? Tudo estava perfeito! Ninguém adoecia, ninguém passava fome. Eles aprendiam novas coisas conforme Lis decidia ensinar. Neverland era algo para eles. Um lugar onde aqueles que queriam sobreviver tinham uma segunda chance. Uma esperança e escape por terem nascido em um ambiente tão hostil.

Aquele dia não parecia muito especial. Emma, evitando gastar toda a sua tarde nas aulas de teoria musical, fugia de Thomas e ficava no pátio, lendo. Normalmente ela ficava sozinha, sem nenhum barulho, mas...

— LIS, LIS, LIS, LIS, LIS!

Os gritos que chamavam por Lisbeth assustaram Emma. O portão brutalmente se abriu, e dali entrou um grupo de sete pessoas, todas sobre uma anormal montaria...

Não era um cavalo, mas uma espécie de equinos com longos chifres curvados para baixo, que seguiam as curvas do corpo, magrelos e de corpo duro. As caudas eram parecidas com as de ratos, mas, além de serem superlongas e com espinhos, havia no total três em cada animal.

À frente do grupo, um homem. Era ele quem chamava por Lis. Emma não conseguiu se mexer quando viu a cena; os animais relinchavam como cavalos, mas faziam um som com eco robótico. Ela não sabia se tinha medo ou desespero.

O homem viu Emma no chão, com o livro aberto em mãos. A boca aberta como um "O" e a tremedeira diziam explicitamente que ela estava com muito, mas muito medo. Então ele desceu do animal e se aproximou dela.

"Quem é ele? Ele vai me machucar? Que animais estranhos são esses? Eu estou tremendo. Estou com medo? Ele está vindo aqui? Quem são estas pessoas? Por que ele está chamando por Lis? Ele é perigoso? Estou com medo. Meu coração vai saltar pela boca!"

— Você não é daqui.

O homem parou bem em frente a Emma, encarando-a. Os cabelos estavam presos em um coque, e tinha franja similar à de Emma. Tinha madeixas que caíam até o peito, a única parte do cabelo que estava solta. Inclusive, era muito parecido com a menina. Desde a cor de seus cabelos, loiros e laranjas, até os olhos e sardas. Ele usava uma regata branca, mais puxada para o cinza, e uma calça parecida com a do pessoal de Neverland. Ao mesmo tempo que ele parecia estar prestes a cortar a cabeça de Emma fora, também parecia que estava pronto para acariciar o rosto da menina.

— E-eu... A-Alex, Josep-ph...

— Pascal?!

A voz de Lis matou a tensão. Ela estava na porta do corredor que levava à administração e tinha vindo correndo.

— Lis!

— Pascal!

Os dois correram, um na direção do outro, e se abraçaram. Emma perguntou-se se eram um casal, mas não. Lis não parecia assim com ele.

— DOIS ANOS! VOCÊ LEVOU DOIS ANOS PARA FAZER UMA TAREFA QUE A EQUIPE PODERIA FAZER EM UM!

— LIS, CALMA!

Emma ainda estava em choque, porém seu coração tinha voltado a bater normalmente. Ela olhava para aqueles dois discutindo e nem se deu conta do resto: as outras seis pessoas, que se aproximaram de Lis e a abraçaram. Lisbeth as cumprimentou da forma que ela fazia com todos em Neverland, tratando-os como seus filhos.

"Lis te chamou, e devagarinho você se aproximou. Perto de ambos, o grupo de jovens se dispersou e foram para cantos diferentes. Emma olhava para Lis, esperando conforto."

— Emma, este é Pascal. Pascal, esta é Emma.

Pascal sorriu e lhe estendeu a mão.

— Desculpe aquela abordagem, mas cê sabe, faz dois anos que não vejo Neverland.

— Tá tudo bem, é um prazer te conhecer — disse Emma, com o olhar doce e característico dela.

Lis olhava estranho para os dois.

— O que foi?

— Vocês são muito parecidos.

— Sério?

— Aham. Nossa, mas se parecem muito!

Emma e Pascal se olharam, estranhando-se, mas rindo.

— Cara, Lis deve ter ficado louca.

— Provavelmente.

— Lis, pode me fazer um favor?

— Sim, posso.

— Consegue prender a montaria? Quero falar com o Thomas.

— Claro. Sabe o quarto dele — disse então Lis antes de sair.

Emma olhou para Pascal antes de ele sair do pátio.

— Conhece Thomas?

— Quem não conhece aquela figura?

Ela sorriu. De alguma forma, sentia que Thomas podia voltar a ser entusiasmado como antes se Pascal ajudasse.

— Posso ir com você? — ela pediu.

— Pode, sim.

Os dois foram juntos ao primeiro andar e abriram, na verdade arrombaram, a porta do quarto de Thomas, que tomou um susto com o barulho. Contudo, o que podia se tornar uma crise de raiva tornou-se um olhar repleto de lágrimas de felicidade e uma expressão de descrença.

— Pascal? — Thomas perguntou, contendo o soluço.

— Claro que sou eu. Tem como se confundir?

— Ai, meu Deus, Pascal!

Os dois se abraçaram. Thomas nunca havia falado de Pascal para Emma, nem ninguém. Aquele homem era um total desconhecido com quem ela já tinha começado a simpatizar. O jeito que ele acariciava os cabelos de Thomas enquanto ele chorava era de cortar o coração. Emma pensou em sair quando Thomas mencionou seu nome.

— A Emma aprende rápido. Até já decorou as partituras mais difíceis que você escreveu.

— É sério?! Caramba!

Emma sorriu e foi até eles, dando um soquinho no braço de Thomas.

— Para de chorar, machão.

— Nossa, como você é chata!

— Eu, chata? Você querendo me chamar de chata, quando é insuportável?

Pascal limpou a garganta.

— Vejo que são muito próximos. São namorados?

A frase de Pascal fez com que Emma e Thomas ficassem vermelhos como dois pimentões. Os dois se afastaram um do outro e ficaram quietos, mas negaram com a cabeça repetidas vezes.

— Hahaha! De todo modo, as coisas mudaram muito?

— Você nem acreditaria. Mas este ano não pudemos ir atrás das crianças, por conta da sua ausência, Pascal.

O homem de cabelos longos suspirou, enquanto esfregou a testa com certa decepção.

— Eu tive tantos imprevistos...

— Vocês voltaram todos inteiros, né?

Pascal negou com a cabeça.

— Perdemos Lisa, Jonathan e Markus. Nem mesmo eu consigo acreditar que deixei eles...

— Meu Deus, o que aconteceu?

— Começaram a nos perseguir quando estávamos perto da biblioteca sudoeste. A montaria deles não conseguia mais correr e acabaram ficando para trás.

— Conseguiram trazer mais gente?

— Não. A patrulha anda mais armada. Começaram a usar bestas e algumas armas de fogo de pequeno porte.

— Tipo revólveres?

— Sim, tipo isso.

Thomas, assim como Pascal, murcharam. Emma não entendia metade do que eles falavam, mas pretendia entender.

— O que são aquelas coisas? — ela disse, quebrando o silêncio.

— Coisas?

— Aqueles animais esquisitos que vocês estavam montando.

— Você diz, as montarias?

— É! Espera, esse é o nome delas?

Pascal deu um sorriso ao ver a inocência de Emma acerca do mundo em que vivia.

— Você deve ser criança de escola, então.

— Eu sou de uma escola, sim. Eu fugi com meus amigos.

— Quero conhecer sua história depois. Mas, respondendo à sua pergunta, são os animais de montaria mais fáceis de achar. Eles são meio defeituosos. O Complexo achou que unindo o gene de um rato doméstico com o de um cavalo nasceria algo bem mais ágil, mas deu tudo errado. A mutação se tornou falha e o bicho não cumpria metade das exigências. Daí, assim como Neverland, eles abandonaram.

— Espera, então aquilo era para ser um cavalo?

— Perfeitamente.

— Nossa! Não parece nada com um!

Pascal deu um tapinha na cabeça de Emma, que deu uma risada.

— Emma, quantos anos você tem?

— Eu farei dezoito este ano.

— Mas já?

— Sim, eu vim para cá com quatorze anos, quase quinze.

— Você tem idade suficiente para namorar o Thomas.

— Pascal! Qual o seu problema?! — berrou Thomas, completamente envergonhado.

— Pensa bem, tá? Ele é um bom garoto. Supereducado, cavalheiro, tem mãos de pianista... Sabia que ele toca órgão e harpa? Que garanhão!

Emma, assim como o garoto, estava totalmente sem jeito. Não sabia se o homem falava a verdade ou apenas queria brincar com a dupla, mas de qualquer jeito aquilo era um tanto vergonhoso. Emma não sabia como ele estava lendo seus pensamentos.

— Ei, acho melhor você ir ver o pessoal! — disse Thomas, com o objetivo de mudar de assunto.

— Mas claro. Vou deixar os pombinhos sozinhos... — Ele se levantou, dando uma piscadela. — Comportem-se, por favor!

— Seu idiota! — respondeu a dupla.

Pascal saiu do quarto e foi sabe-se lá aonde. Depois de alguns bons e longos minutos de um silêncio constrangedor, Connor apareceu na porta.

— Emma, Thomas, reunião no salão de jantar. É urgente!

VINTE E SETE

Havia pouca gente na sala. Apenas os membros do time de monitoramento, de emergência, os enfermeiros, Pascal, Lis e Thomas, além de Emma, Alex e Joseph.

A dupla se sentou ao lado de Alex e Joseph, que estavam muito perto um do outro. Todos, que antes sussurravam indagando o que teria acontecido, voltaram sua atenção a Pascal, que começou a falar.

— Temos notícias do país.

Essa frase foi o que cortou a língua de todos. O silêncio fazia Emma tremer, mas Thomas estava ali, com o braço cruzado com o dela, protegendo-a do medo.

— Infelizmente, perdemos três membros da equipe e três montarias. Isso fará uma enorme falta em nossos corações. Esperamos com toda a emoção que eles já estejam juntos no deserto dos espíritos.

A plateia abaixou a cabeça, lamentando a grande perda. Neverland não era um lugar apenas para se esconder e tentar viver, mas era um lugar onde você fazia parte de uma enorme família.

— Eles, contudo, deixaram mais oportunidades. Planejo levar um grupo de cinco para a Casa da Vida ainda mês que vem.

— Não é arriscado demais? Você acabou de dizer que perdeu três de nós!

— Sim, eu perdi. Contudo, não posso deixar de salvar mais e mais vidas. A decisão foi aprovada por Lis, o que quer dizer que será posta em prática.

Aquele jovem que se havia levantado para criticar a ideia de Pascal se sentou, com vergonha, sentindo-se incompetente por contrariar uma decisão apoiada pelos dois adultos do lugar.

— Pois bem, depois disso iremos resgatar mais crianças e levar para a Cegonha. Infelizmente, nesses dois anos que estive fora, essa opção estava fora do meu alcance.

Pascal fechou os olhos.

— Quero que Emma vá a ambas.

Todos os olhares que estavam vidrados no homem deslizaram até Emma, que apenas deu um pulo quando ouviu seu nome.

— Não sei se estou preparada!

— Eu conversei com Lis e entendi sua história. Uma garota que conseguiu escapar do olhar assassino e nunca falho de Elena deve ser levada neste tipo de missão. E não só isso. Seus companheiros, Alex e Joseph, também irão.

Eles assentiram.

— Claro que não vou separar você do seu namorado. Thomas também vai.

— NÃO SOMOS UM CASAL!

O coro dos dois ecoou pela sala, o que não tirou créditos do que Pascal disse.

— A equipe principal da missão é essa. Quero que um dos gêmeos e o grupo de monitoramento vá na retaguarda, mas sem ataques, ok?

— Quer que um de nós vá na retaguarda? Mas e se o time principal se ferir?

— Bem observado. Gustav, quero você junto. Anastásia fica aqui.

Os gêmeos concordaram juntos, como se um imitasse o comportamento do outro.

— É isso. O treinamento dos que citei a partir de agora se tornará mais intenso. Quero também uma dieta ainda mais rígida, e vamos medicar vocês com suplementos de aptidão. Nada que seja maléfico; nosso objetivo é compensar os dois anos sem ajuda. Dispensados.

Então todos saíram do local. O salão ficou quase vazio, com Emma, Alex, Joseph e Thomas apenas. Nenhum deles parecia convencido de que aquilo poderia dar certo, mas o que podiam fazer?

— Mil perdões! Pascal é duro quando quer.

— Entendemos. Até porque tudo isso parece um assunto muito sério.

Silêncio.

— Emma, você devia ter contado que estava namorando Thomas — disse Joseph.

Ela caiu e Thomas a segurou.

— Não namoramos. Somos amigos.

— Não parece. Daqui a pouco estão melosos com papo fofinho de "meu amorzinho" e tal.

— Jamais.

— Jamais.

VINTE E OITO

— Você nunca devia ter nascido.

Uma voz feminina ecoava por um salão negro, úmido e mofado.

— O que...?

A voz de Emma ecoava rouca. Algo a agarrava pelo pescoço e havia começado a apertar com força.

— Ei... pare...! Isso dói...!

Nada parecia ouvi-la pedir socorro. Sua visão, que só enxergava preto, começou a voltar. Ali, bem na sua frente, ela viu.

Uma mulher usando uma máscara. Seu cabelo castanho curto estava bagunçado e enroscado nas rachaduras da máscara. Uma máscara de olhos negros e batom vermelho. Ela começou a chorar, enquanto gritava repetidas vezes:

— Morra! Eu nunca devia ter dado você à luz! Você é o demônio! Traidora! Você traiu a *Deus*!

A mulher simplesmente não parava. Do contrário, só gritava mais alto e apertava o pescoço de Emma com mais força. Quando percebeu o que realmente acontecia, Emma começou a se debater. Chutava o corpo da mulher e tentava livrar-se de suas mãos agressivas, mas tudo parecia em vão. A dificuldade de respirar aumentava cada vez mais, e lágrimas começaram a escorrer pelos olhos da menina.

— Como pode chorar?! Você é a culpada! Eu te amava! Você me traiu! Você traiu a tua própria mãe!

Os grunhidos que saíam pela boca de Emma eram o som das tentativas dela de respirar. Estava morrendo, estava sendo morta.

— Me... desculpe...

— O quê?!

— Me... desculpe...

— Calada!

— Por... favor... Me perdoe...

— Já mandei calar a boca!

— Eu... sinto... m-muito...

— Não desobedeça sua mãe!

— Me... perdoe... mãe...

A mulher deu um grito. Sua máscara se quebrou com a potência do som que saiu de sua boca. Ali, uma imagem indescritível.

A mulher continuava gritando, e assim apertava ainda mais o pescoço de Emma. Ela começou a balançar para cima e para baixo seu pescoço como se fosse uma boneca de pano.

— Você era tudo o que eu mais queria! **Você** era a criança que pedi a *Deus*! E você me traiu! Traidora! Traidora! Traidora!

Crack.

A dor passou, mas uma estranha sensação de fogo consumiu o peito de Emma. Já não chorava mais, e a mulher se levantou e enxugou as lágrimas que havia deixado escorrer. Ela não olhou para Emma, e logo foi embora.

Ali estava a menina, torta. Com o pescoço quebrado, cabeça ferida, e marcas roxas sobre o pescoço. Completamente morta.

* * *

Emma acordou com uma extrema dor no peito. Imediatamente foi em busca de Gustav e Anastásia, que a examinaram na hora.

— Não tem nada de errado com você. Emma, você está em perfeita saúde, mas...

— Mas?

— Você está com marcas de asfixia no pescoço. Alguém te atacou?

— Não, não, ninguém. Eu tive um sono pesado, não acordei por nada. Só esta dor no peito.

— Emma, você fez isso?

— Isso? Não!

— Emma, seja sincera. Pânico durante a noite é normal quando se está ansioso. Podemos te dar algo para a ansiedade.

— Mas eu não fiz nada!

Ela fez.

— Eu nunca faria isso!

Mas fez.

— Quem está falando?

Você tentou se matar.

— Me matar?

Você não quer aceitar a realidade.

— Cale a boca.

Você sabe o que fez.

— Cale a boca.

Traidora!

— Cale a boca!

TRAIDORA!!!

— Cale a boca! Por favor!

VOCÊ

ME

TRAIU!!!

— SAIA DA MINHA CABEÇA!

— EMMA!

Estouro. Emma apertava a cabeça enquanto gritava e chorava. Gustav deu-lhe um tapa forte no rosto para tentar trazê-la de volta.

— O que...

Gustav suspirou.

— Você tem que parar de dormir naquele quarto. Não faz bem para você.

* * *

— É a quinta vez que isso acontece com ela.

— Por isso estou fazendo esta sugestão.

Thomas estava em frente à Lis, na sala dela. Ele parecia sério, e ela, acabada.

— Acha que isso ajudaria?

— Acho. Todos que foram lá se curaram de qualquer problema que os afligia.

— Mas muitos ficaram com medo. E isso é a última coisa que quero que aconteça com ela.

— Eu vou, com ou sem a sua permissão.

Thomas saiu da sala, com grande seriedade. Ele aguardou até a noite, pois, durante a tarde, foi arrumando a montaria. O seu plano requisitava passar a noite toda fora de Neverland, o que para ele já não era problema.

Depois do jantar, Thomas esperou que todos seguissem para seus quartos, e daí bateu na porta do quarto de Emma, onde só ela dormia. A loira abriu a porta, sem cara de sono ou vontade de deitar-se. A visita inesperada arrancou um sorriso dela.

— Thomas, o que faz no meu quarto a esta hora?

— Vem comigo.

— Ir aonde?

— Se eu contar, deixará de ser surpresa.

— Não tenho uma boa experiência com surpresas, mas como é você, eu vou — disse Emma com seu sorriso característico.

Thomas e Emma foram até o lado de trás da escola, o local onde treinavam todos os dias. Lá aguardava uma montaria, com uma coberta. Thomas levou Emma até o animal, dando pé para que ela montasse. Então ele montou, com grande facilidade.

— Thomas, aonde vamos?

— É *surpresa*, já falei.

— Mas é seguro sair daqui? Sabe que estão me procurando!

— Onde vamos, é. Sugiro que se segure firme. Esses bichinhos são rápidos.

Emma gostaria de tê-lo parado, mas Thomas empurrou a cabeça do animal, segurando seus chifres, o que era um sinal para a montaria começar a galopar. Incrivelmente, o equino corria muito, mas muito rápido. O mínimo que podia fazer era dar um grito de surpresa, e Emma fez isso muito bem. Aquele foi um aviso de que entendia que Thomas não estava brincando.

Demorou. Claro que demorou. Mesmo com a montaria indo a toda velocidade, o caminho era longo, e havia a grande possibilidade de eles se perderem, mas Thomas não permitiria isso.

Emma dormiu na garupa de Thomas, o que não a desmerecia em nada, já que foram duas horas cansativas, e a madrugada já havia caído fazia tempo. Mesmo assim, eles chegaram. O destino? O deserto dos espíritos.

Um imenso lugar, que nem se podia ver o horizonte além dele. Era branco e cinza, como as próprias cinzas de uma brutal queimada. Havia algumas pedras e ruínas, mas elas ainda assim eram a minoria dentro daquele espaço vazio. Mesmo se olhassem para os lados, Neverland não era vista nem de longe.

Realmente gritantes eram as luzes. Como a aurora boreal, luzes roxas, azuis e verdes dançavam sobre o ar, pintando aquele preto estrelado como uma aquarela delicada. Thomas andou mais um pouco dentro do espaço até finalmente acordar Emma. Ele a chacoalhou nos braços até que ela soltasse um murmurinho, reclamando que estava cansada.

— Chegamos, Emma.

Com esse enunciado, a loira ainda teimou em abrir os olhos, o que fez com preguiça. A garota, enfim, levantou um olhar severo ao moreno, que sorriu carinhosamente ao vê-la acordada.

A garota então esfregou os olhos e catou a mão escura de seu colega, tendo sido ajudada por ele a sair do animal. Ela bocejou e então olhou para cima, vendo aquele espetáculo. Os seus olhos se iluminaram, e sua boca se abriu para soltar um *wow*!.

Thomas pegou a mão de Emma novamente e começou a andar. Ele a direcionou até uma pedra, colocando-a sentada ali. Ele cruzou as pernas enquanto se sentava na sua frente, vendo a expressão de surpresa no rosto dela.

— Foi para isso que me trouxe aqui? Ver isso tudo?

Thomas assentiu.

— Mais ou menos.

— O que quer dizer com "mais ou menos"? — ela perguntou, virando o rosto para ele.

— Tem *alguém* que você precisa ver.

— Alguém? Quem?

— Quer ver agora?

Emma concordou.

— Então tá. Vem.

Thomas se levantou e pegou o braço de Emma, começando a andar em direção ao nada. Emma estranhou, mas não questionou. Depois de vários minutos, ele parou.

— Tá. Cadê? — ela perguntou impacientemente.

— Espere um pouco, ela não vem assim. Tem que ter paciência.

O tom de voz de Thomas pareceu debochado, o que irritou a garota. Ela ficou parada por cinco minutos, até que se virou e começou a dar meia-volta.

— Aonde vai?

— Thomas, seguinte. Eu achei esse lugar lindo, lindo mesmo. Mas você tá muito estranho querendo me deixar aqui plantada esperando o nada!

Thomas pegou com força o braço dela, depois pegou a mão e colocou sobre o peito. Ele a encarou com os olhos âmbar, e ela hesitou. Deu um suspiro e colocou a cabeça sobre o ombro dele.

— Tá, eu fico.

— Obrigado, Emma.

Thomas sorriu, mas não do jeito que sorria. Foi um sorriso especial, recheado de satisfação, mas tinha algo a mais.

Ele então se sentou no chão, e Emma fez o mesmo ao seu lado.

VINTE E NOVE

Demorou, mas chegou. Algo, alguém vinha andando na direção dos dois. Era uma pessoa baixa, que andava mancando. A figura se deu por revelada após espantar as luzes coloridas com um grito agudo.

— Saiam! Me deem licença! Tenho trabalho! Aff!

Emma viu uma senhora muito, muito idosa. Talvez tivesse se esquecido de cair na cova e ficou perambulando pelo plano carnal. Ela usava muitos panos brancos pelo corpo, e segurava um pedaço de pau na mão, talhado em formato de cajado. Ela se apoiava naquilo antes de usá-lo para espantar as luzes.

Então a senhora se virou para os dois, mas não teve uma reação de surpresa como Emma. Ela acenou para Thomas, que retribuiu o gesto acompanhado de um sorriso. Ele deu a mão para a loira e se levantou, levando ela junto. Seus olhos estavam iguais aos de uma criança prestes a ganhar presente de Natal, mas Thomas nem sabia o que era Natal.

Ele a levou até a senhora, que abaixou a cabeça para o moreno, que fez a mesma coisa. Emma se sentiu deslocada, e só não se encolheu porque Thomas estava ali com ela. A senhorinha então passou os dedos brancos e esqueléticos pelo rosto dele, causando um arrepio. Então ela se virou para Emma.

— Achei que jamais viria — disse a senhora, colocando o cajado na frente do corpo e apoiando suas mãos pequenas nele.

— Sabe.... sabe quem eu sou? — Emma perguntou, apontando para si mesma.

A mulher confirmou.

— Sei de tudo e de todos, Emma. Mas você é realmente especial.

Thomas sorria, mas a garota estava na defensiva.

— Meu nome é Méie, e me desculpe por não deixar você se apresentar.

Emma apenas assentiu.

— Thomas, meu querido. Permita-me tirá-la de você — Méie disse, olhando para o moreno, que concordou em deixar Emma ir.

Isso fez Emma ferver. Estaria perdendo toda a companhia sincera que tinha naquele momento, e agora, acompanhava a senhora manca, com as mãos na frente do corpo.

Elas andaram bastante, até fazer de Thomas uma manchinha naquele tapete branco. A senhora abaixou-se e passou os dedos pela poeira prateada, alcançando os dedos perto do rosto delicado e esburacado da menina, que recuou.

— Sem medo! Não vou te machucar.

Emma olhou para trás, buscando Thomas, mas estavam distantes demais. Logo voltou seu rosto para Méie, que passou os dedos finos e sujos pelo rosto dela, fazendo uma pintura, que Emma só não pôde apreciar porque não havia nenhuma forma de se ver naquele momento. Ela só abaixou a cabeça quando havia terminado.

— Você é amiga de Thomas? — perguntou.

— Todos somos, e todos são meus amigos.

— Me desculpe perguntar, mas está aqui para quê? Você é uma alma penada ou algo assim? Como vive dentro deste deserto?

A mulher apenas assentiu, sem responder nada.

— Às vezes não podemos dar as respostas apropriadas, mas saiba que não sou o que acha que sou.

Emma sentiu o pelo da nuca arrepiar. Ela olhou então para o céu, vendo aquela dança inacreditável.

— São estes os incompreendidos, não? — ela perguntou.

— São. Houve dias melhores nesta terra, minha querida. Eles são as cicatrizes nunca curadas de anos de guerra, e esta terra queimada é só o arranhão que incomoda, mas passa despercebido.

Emma não precisou usar tanto a cabeça para entender. Aquele deserto era um santuário para aqueles que lutaram, mas um pesadelo para os que venceram.

— Se você fechar os olhos, consegue ouvir e sentir. Sentir o toque daqueles que eram iguais a você, e ouvir aqueles que te amaram.

Emma olhou para Méie.

— Tente, estou falando a verdade.

Ela suspirou, fechando os olhos e respirando fundo. Não ouvia e nem sentia nada, até as luzes se aproximarem do chão.

Nisso, Emma pode sentir que a tocavam com delicadeza, mexiam no seu cabelo e arrumavam sua camiseta cinza. Ela sentiu tudo, sentiu todos que lutaram como ela lutou, até que ouviu uma voz. Essa voz se dispersou e foi para dois lados, tornando-se duas diferentes. Uma era muito familiar, mas Emma não sabia dizer de quem era.

— Você sentiu?

Emma confirmou. Nisso tudo parou, e o vazio se tornou desconfortável.

— Emma, doce criança... Você já é madura, crescida. O que você fará hoje mudará o nosso amanhã. Faça sem pensar duas vezes.

Emma se vira para ver Méie, mas ela não estava mais lá. Contudo, viu Thomas correndo em sua direção.

— Emma! — ele gritou, chamando-a.

Ele a pegou nos braços, selando um quente abraço. Talvez ele soubesse o que havia acontecido, e o que Emma sentiu, mas quem se importa? Apenar tê-lo ali fazia Emma se sentir bem.

Eles se sentaram no chão, um pouco mais perto do lugar onde estava a montaria. Estavam perto, com as mãos do lado do corpo e apoiadas no chão. Emma suspirou e apontou para o céu.

— Será que eles mereceram virar pó?

Thomas a mirou enquanto ela colocava o cabelo para um lado.

— Talvez. Dependendo do amanhã.

— O que eu fizer hoje vai mudar o meu amanhã. Essa senhora me deu arrepios.

— Ela dá em todo mundo.

Emma e Thomas riram. Emma aconchegou-se nele, mas se afastou quando ele se pôs na frente dela. O vento bateu gelado, e os incompreendidos dançaram ainda mais rápido. Emma entendeu tudo enquanto olhava para os olhos apaixonados de Thomas, e o abraçou.

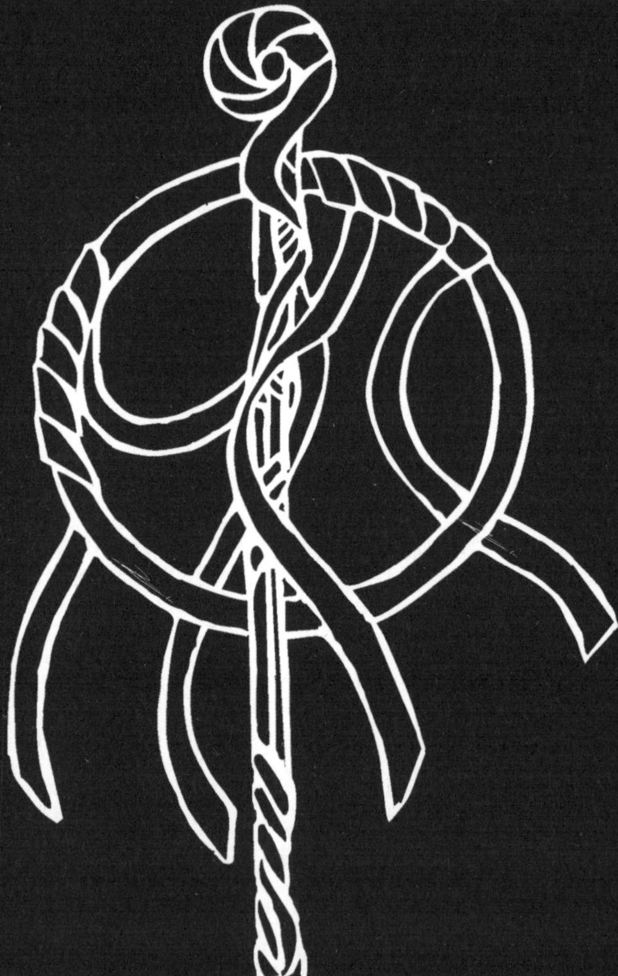

TRINTA

Aquilo doeu, e você sabe o que é *aquilo*. Mas nenhum dos dois quis admitir, ainda mais num lugar daqueles. Eles apenas voltaram na manhã seguinte e fingiram que nada aconteceu, exceto por...

— Agora admitam.

Pascal os havia barrado no portão de Neverland. Ninguém pareceu interessado na conversa que os três estavam tendo, já que seguiam com suas atividades normais.

— Thomas, abre a boca e admite.

Só que Thomas não fez nada, então Emma fez.

— É, eu admito.

— Nunca mais escondam nada de mim.

— Prometemos.

— Bom mesmo. Agora vão ajudar, temos que fazer o carregamento.

Emma e Thomas então seguiram em frente, dando uma pequena gargalhada. Pois bem, Pascal sabia desde o início que aqueles dois eram mais próximos do que deviam. O que Emma sabia de paixão? Absolutamente nada. Tudo na noite anterior parecia um sonho, mas era realidade. Claro que as consequências iriam bater na porta hora ou outra.

Neverland é pequena, e os rumores se espalham mais rápido do que o vento. Logo todos sabiam do amável casal Emma e Thomas.

— Que nome fica melhor? Emmas ou Themma?

— Meu *Deus*, Zen! "Emmas"? Que horrível!

Zen e Maria falavam só sobre aquilo. Queriam formar o melhor nome de casal possível, e já planejavam pedir para que Melissa e Ana costurassem um vestido para Emma usar no casamento, que, pasmem, elas já queriam organizar.

— Nem acredito que Zen é mais velha que eu — disse Emma, zombando da atitude de sua amiga.

— Muito engraçado! Diga isso quando faltar tempo para uma festa de casamento.

— Oh, *Deus*!

Emma riu, enquanto procurava encontrar Alex e Joseph, o que não aconteceu.

O dia acabou completamente sem graça, até que, à noite, Pascal acordou a todos. Quando foi para o quarto de Emma, seu olhar parecia preocupado. Ela foi puxada pelo homem e se viu nos corredores da escola, onde alguns jovens saíam de seus quartos, ainda limitados pelo sono. Emma buscou adentrar um grupo, mas que grupo? A quantidade de pessoas que estavam ali formava apenas um grupo pequeno, e estavam todos muito arredados uns dos outros.

Aquela jornada levou ao grande salão de jantar. As tochas presas na parede crepitavam silenciosamente, enquanto aquela luz alaranjada iluminava todo o salão com preguiça, onde as sombras estavam gritando. Todos iam se sentando nas cadeiras de madeira, ainda com murmúrios de curiosidade.

Emma se sentou em um lugar qualquer, colocando as mãos unidas sobre a mesa. Estava entre duas pessoas com quem ainda não tinha feito um bom contato, que se viraram para ela.

— Sabe o que está acontecendo? — a da esquerda perguntou.

— Não faço a mínima ideia, mas Pascal me parecia atônito.

— Realmente, será que é sério?

— Espero que não seja algo ruim.

Os três concordaram com o comentário, e Emma suspirou. Não demorou muito para Pascal e Lis calarem o local, deixando apenas o som do ambiente.

— Imagino que todos estejam prontos para a ordem que vos darei — disse Pascal enquanto vasculhava a sala com seus olhos. — Quero saber como foram estes últimos meses com as equipes.

— Todo o treinamento foi feito como mandou, Pascal. Todos os grupos cumpriram as tarefas e atingiram as metas propostas — disse Mel, que estava sentada de pernas cruzadas.

— O time de emergência manteve o treinamento individual e restrito, sem acidentes ou complicações — falou rapidamente Maria.

— Não identificamos nada que complicasse a saúde de todos — disseram os gêmeos.

Por fim, Max limpou a garganta.

— O monitoramento não viu nada de estranho.

A organização e a ordem com que os líderes dos times falavam eram surpreendentes. Neverland era um exercito pequeno, composto de mini-soldados que não tinham nada a perder. Emma se sentiu deslocada por não encontrar seus dois amigos, e também por não ser parte de nada.

— Isso é bom. Vejam, amanhã de manhã estaremos partindo para encontrar Elena.

O silêncio foi deixado de lado e estourou uma discussão entre todos os jovens que ouviam. Pascal não teve paciência e silenciou a todos, deixando Lis tomar a frente da reunião.

— Sabemos que o tempo não esteve a favor de vocês, mas o Complexo está se movimentando de maneira suspeita, e não podemos deixar isso de graça.

— Partindo amanhã, temos data de retorno daqui a alguns meses, talvez três. Nosso alvo parece hiperativo, mas parou as atividades faz muito pouco tempo. É nossa chance.

— Mas o que vocês querem com a Elena?

— Informações.

— De que tipo? — Connor perguntou, apoiando-se na mesa.

— Queremos caminhos para as fronteiras. O único que temos está ficando complicado para a passagem da Cegonha.

— E se ela disser algo para o Complexo?

— Não vai, eu garanto.

Não pareceu certo. Pascal pareceu hesitante ao falar aquilo.

— Quero que todos se preparem, pois quando a primeira luz do sol aparecer, partiremos.

TRINTA E UM

Emma, junto de outras cinco garotas, terminou de arrumar as montarias. Parte dos homens de Neverland ficou encarregada de separar os alimentos e bolsas, que eram enchidas com a comida e água junto dos lagartos-de-gelo, uma peripécia que Emma já tinha usado anos antes.

Todos, mesmo aqueles que não partiriam, estavam acordados. Eles se despediam do grupo que iria partir com abraços e palavras de boa sorte. Aquele evento foi organizado tão depressa, e parecia tão desorganizado... Até mesmo os três anos que Emma, Alex e Joseph passaram ali se resumiam a crescer. Alex completou 21 anos, e mesmo assim parecia abobado. Joseph tinha 20, e Emma, 18.

Parece gritante, mas de longe esses três são os mais novos. O membro mais velho de todos é Thomas, com 26. A maioria estava na casa dos 21, assim como Alex.

— Todos prontos? Então vamos.

Alguns que tinham mais amizade com os que ficariam não se permitiram esconder a emoção, dando soluços e até chorando. Logo aquele grupo montou sobre aquele animal estranho, e, com o comando de Pascal, partiram.

Os portões de Neverland deixaram para trás uma mulher e seus filhos. Deixaram parte de uma família cheia de esperanças, sonhos, desejos e sentimentos, mas quem partia era um homem de feitos enormes, junto de filhos e filhas com coragem e capacidade de mudar tudo o que poderiam.

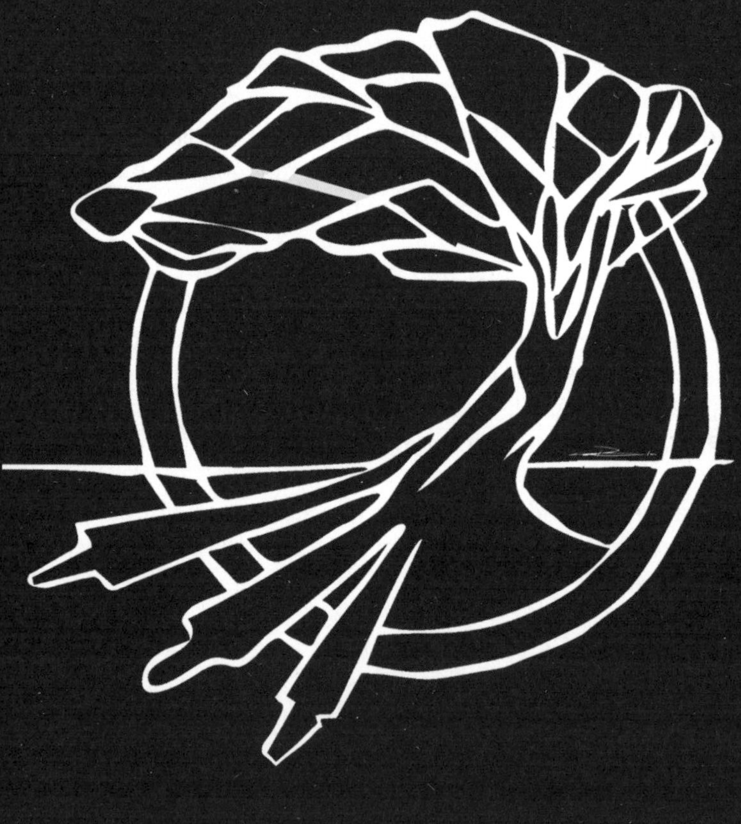

TRINTA E DOIS

Emma era uma ótima contadora de histórias. Ela criava um conto fantástico com base em apenas um piar de um pássaro ou um dia diferente, onde o vento batia mais leve e a grama parecia mais azul.

Mesmo assim, sua mente parecia nunca se sobrecarregar. Não importava quantas histórias criava, ela podia se recordar facilmente dos detalhes, e ainda assim haveria memória para mais e mais. Nisso ela se parecia ainda mais com Pascal. Ele sabia exatamente a condição e o dia em que Emma criara uma história, e saberia dizer perfeitamente tal.

Ainda assim, essa garota especial era ignorante. Sua timidez não lhe permitia pedir a nenhum dos companheiros explicações sobre o país, nem mesmo a Thomas, que sabia que explicaria. Assim, Emma escolheu avançar sem saber de grande parte da história por trás daquele país.

A jornada ainda parecia demorada. Fazia meio mês que o grupo partira, e não encontraram nenhuma construção. O livro de Emma já não era segredo, e ajudava muito. Mesmo assim, Pascal mudava de caminho, e evitava alguns atalhos. Alex, mais que todo mundo, não gostava disso. Ele frequentemente respondia a Pascal e o questionava a toda hora sobre os desvios que faziam.

Do mesmo modo que Alex fazia esse tipo de coisa, Joseph se desligava de tudo e praticava seu pequeno violão. O violão que havia feito anos antes e que aprendeu a tocar por emoção. Ele sempre dizia que tocaria com Emma e Thomas para um grande público quando eles encontrassem uma forma de serem livres.

Um dia, Pascal parou sua montaria, e o grupo se atropelou para parar.

— O que aconteceu? — perguntou Joseph.

Pascal não respondeu. O grupo todo ficou confuso, mas Max decidiu se mexer. Ele desceu da montaria e foi para a frente, mesmo Pascal dizendo que não. Max caiu no chão. Ele estava em choque, respirando muito rápido. Gustav percebeu isso e foi acudi-lo, mas também se assustou com a cena.

Todos decidiram ver, e ficaram do mesmo jeito. Alguns tapavam a boca para evitar vomitar, outros se viravam para não ver, mas Emma não conseguiu se mexer.

Estava ali uma cena inacreditável. Era horrenda, assustadora e incabível. Um grupo de dez jovens, sendo cinco pequenas crianças, espetados em estacas de madeira. As estacas saíam por partes diversas, incluindo o pescoço e a boca. Todos estavam vestidos com o mesmo uniforme que Emma, Alex e Joseph usavam, além de que estavam todos perfeitamente arrumados. Não parecia haver outro sinal de violência — morreram ali mesmo.

Os seus pescoços estavam marcados. Não eram da mesma escola, mas cada um de um lugar diferente. D-15, D-08, D-05, D-07. Nenhuma criança ou adolescente era de um distrito em comum, e não havia nenhuma ligação entre as vítimas.

Não havia motivo para aquilo. Por quê? Por que eles estavam ali? O que teriam feito para morrer de forma tão cruel?

Emma não se apressou em buscar uma resposta. Tirou as pequenas crianças das estacas e as levou para um canto, onde havia uma enorme árvore de folhas claras. Colocou-as sentadas ao redor do tronco, enquanto outros fizeram a mesma coisa com os mais velhos. Assim, quando todos estavam ali, Emma fechou os olhos deles e os cobriu com os seus únicos cobertor e lençol.

Aquele foi um ato que todos entenderam. Uma cena grotesca daquelas não merecia existir, e as pobres crianças mereciam um lugar com sombra e tranquilidade para descansar até que suas almas chegassem ao deserto dos espíritos. Emma sabia que suas almas se tornariam em lindas cores naquela luz que cobria o deserto à noite.

Ninguém quis comentar nada, muito menos comentar a escolha de Emma de colocar a criancinha mais nova para segurar uma pequena flor. Quem dera eles soubessem que uma delicada e bela mulher, de longos cabelos brancos e vestido da mesma cor, acordou aquelas pequenas almas e as levou até em casa, junto de um som maravilhoso.

Emma sofreu com aquilo por dias. Tinha pesadelos e não conseguia comer. Com a ajuda de Alex, Joseph e Thomas, ela pôde se recuperar do pesadelo que era alimentar aquela cena. Mesmo assim, aquilo continuou na sua cabeça para sempre, e ela nunca pôde responder às perguntas que se fez.

Ela viu nos olhos azuis daquela pequena criança de cabelos brancos o medo, a tristeza e a melancolia. Queria poder ver sua memória, e assim ver o monstro que fez aquilo, mas era tarde. Tudo o que restou agora, anos depois, são a história e a carcaça perdida.

Não importava quantos dias eles andassem, em todos Emma lembrava.

Claro, até aquele dia chegar.

Oh, fatídico dia de merda...

TRINTA E TRÊS

— Acho que chegamos.

Estavam na frente de uma construção enorme. Ela parecia uma igreja, mas estava sozinha no mapa. Não havia nada além dela, só que ela era um *nada*.

Estava caindo aos pedaços, o que chegava a ser deprimente. Uma enorme e linda igreja branca cujas paredes ameaçavam desabar a qualquer momento. Um claro sinal de "não entre".

Mas quem se importa, não é?

Deixando as montarias do lado de fora, o grupo todo entrou no lugar, com ordem de se manterem na defensiva. O local era enorme, cerca de três vezes maior do que a igreja do vilarejo com que o trio se havia deparado. Dentro ainda havia algumas estátuas de anjos e alguns quadros com a tela rasgada e mofada. Os bancos estavam revirados, e alguns, quebrados. A enorme cruz que ficava no centro do palco estava caída, mas parecia o único item inteiro. A pintura das paredes estava descascando, e, conforme o olhar chegava perto do teto, notava-se a ausência do lustre, que estava caído no centro do lugar, completamente quebrado.

— Eu esperei por tempo demais. Sabem como é rude deixar uma mulher esperando?

Uma voz repentina. *Aquela voz.* Todos deram um pulo para trás. A tensão no ar subiu, e tudo pareceu perigoso. Emma ficou firme um passo à frente, pisando propositalmente em um pequeno pedaço de madeira podre, que se quebrou.

— Mas claro que eu irei perdoar. Não sou do tipo que guarda rancor.

Assim, ela apareceu. Saindo de trás da cruz, a mulher de enormes cabelos negros e marrons ficou na frente de todos, com um sorriso no rosto. Ela estava idêntica, sem nenhuma mudança sequer. Vê-la de frente fez Emma e os dois garotos hesitar e cambalear.

Ela jogou parte do cabelo para trás, num movimento hipnotizante. Elena era linda e sedutora, mas perigosa. Era como um cogumelo venenoso. Tão lindo, mas nada apetitoso, e sim fatal.

Ela encarou Pascal, e seu sorriso ficou ainda maior. Ela abriu os braços como se fosse abraçá-lo, mas o que aconteceu foi que suas enormes asas se abriram. De uma ponta à outra, tinham mais de um metro. Todos recuaram ainda mais, porém o homem que estava sendo encarado nem se mexeu.

— Pascal, quanto tempo!

— Elena!

A voz melodiosa da mulher alfinetava a voz séria de Pascal, que estava com o rosto fechado.

— Não achei que traria tanta gente. No máximo, talvez, você e os três ali — Elena disse, apontando para Emma e os dois meninos.

— Você sempre acha errado — Pascal disse, soltando uma risada debochada.

Emma sentiu a mulher alada ranger os dentes.

— Mesmo assim, meu querido. Estou contente de ver rostos familiares, principalmente o dela.

Quando a mulher disse aquilo, Emma deslizou o pé, fazendo uma pequena rachadura aparecer no chão. Isso fez com que Elena levantasse os braços à frente do corpo e balançasse a cabeça, tentando tranquilizar a situação.

— Calma lá, vamos com calma! Não planejo bater em você *ainda*.

— Nem se tentasse — Emma disse, afiada.

— Não vejo por que ser assim comigo, Emma. Seu pai não lhe ensinou boas maneiras?

Os olhos vermelhos se arregalaram, enquanto ela sondava o grupo. Sua atenção parecia girar em torno de Emma e Pascal. Elena apertou o punho, fazendo a luva branca vacilar. Emma queria pegar um pedaço de pau e dar na cara dela, mas o olhar de Pascal a advertia toda vez que ameaçava fazer isso.

— Sabe muito bem por que estamos aqui, então vamos poupar gracinhas.

— Ah, Pascal, sempre tão chato...

— Fale! Não tente me provocar!

— Por que eu iria falar? Não sou traidora como *vocês*.

— Cale sua boca suja, Elena!

— O que você vai fazer? Bater-me? Nem tem força para isso!

— Eu não tenho, mas eles têm.

Todos os jovens bateram o pé, ficando em posição de ataque. Elena estava cercada e completamente em desvantagem.

— Opa, opa! Sem derramamento de sangue, por favor. Este lugar já está o Ó, e não quero mais problemas com lugar quebrado.

— Então sugiro que fale.

— Eu falo, claro, mas com uma condição.

Essa frase soou como uma cobra, um ríspido sibilar. Pascal ergueu o peito e disse:

— Que condição?

Elena sorriu sadicamente, jogando algo que Emma nunca viu: uma arma de fogo.

Ela então puxou uma pequena criança de trás da cruz, atravessando a sala pelos lados, exibindo suas asas. Colocou a criança ajoelhada na frente de Emma, ficando logo atrás, colada ao lustre.

Ela fez sinal para que Emma pegasse a arma, e ela pegou com cuidado. Suas mãos tremiam, e ela segurava aquele item pesado e gelado com temor. Elena foi até a loira e arrumou a arma em suas mãos.

— Isto que você está segurando é uma pistola calibre 22. Parece pesada, né?

Emma tremia enquanto segurava aquilo. O suor escorria pelo seu rosto enquanto ela encarava a arma.

— Emma, solte isso! — ordenou Pascal.

— Eu irei contar tudo, mas lembra da minha condição? — Elena disse enquanto aproximava Emma da pequena criança.

— Eu contarei tudo, se você atirar nesta criança.

Bang!

Todos arregalaram os olhos. Thomas cambaleou e caiu nos braços de Zen, que olhava incrédula. Pascal estava tão assustado quanto todos, de olhos arregalados e rosto pálido, pasmo.

Uma fumacinha saía da arma, e Emma estava em silêncio. Sem expressão no rosto, ela colocou a arma de volta nas mãos de Elena, enquanto esta sorria. A criança caiu no chão, e a poça de sangue calmamente pintou o chão.

— Agora fale!

A mulher deu uma gargalhada, jogando a arma para longe.

— Como você é inocente, Emma! Ainda vê bondade nos outros.

Foi muito rápido.

— Emma!

O grito de Pascal chamou pela menina, que se virou para vê-lo, mas era tarde demais.

Emma sentiu o chão se tornar pesado e gelado. Seu corpo foi dominado por uma árida sensação de calor, que começava no baço e ia subindo junto com um formigamento. O calor logo virou dor, e ela sentia algo sair dela livremente. Emma gaguejou e tossiu, mas o que saiu de sua boca foi sangue. Vermelho vibrante, assim como os olhos de Elena. Elena. ELENA.

— Quente, muito, muito quente...

Agora era como se estalassem os dedos. O mundo que havia parado de repente voltou a se movimentar, girar, gritar. Gritar. Quem estava gritando? Emma tinha que acordar, mas aquela dor parecia impedi-la de fazer qualquer coisa. Ela abaixou a cabeça e procurou ver, e finalmente percebeu. Viu sua camiseta cinza ficar banhada de sangue, que saía do baço, um sangramento intenso. Ela colocou a mão sobre o local ferido e apertou o local. Escorreu ainda mais sangue, e a dor ficou ainda mais agoniante. Era um corte profundo e grande. A pele que não havia sido completamente cortada estava arrebentando, e Emma sentia isso.

Ela piscou e vacilou algumas vezes antes de levantar a cabeça novamente.

Percorreu o chão e viu como a poça de seu sangue estava enorme. Ainda correndo com o olhar atrapalhado, ficando cada vez mais turvo, Emma viu a mão enluvada de Elena vermelha de sangue. Segurava um enorme facão de lâmina comprida e afiada, que brilhava, pingando o sangue vibrante da garota. Agora, sim, tudo voltou.

— Emma! Meu *Deus*!

— Não existe salvação para você, Emma.

As palavras de Elena dançaram sobre os lábios vermelhos, enquanto os seus olhos ficaram ameaçadores.

— Gustav!

A voz de Pascal era nítida entre os gritos dos membros do grupo, que estavam em choque. A menina que era um ícone para Neverland estava para morrer. Ela sangraria até a morte, e isso se Elena decidisse não atacá-la com outro golpe, ainda mais fatal. A assassina se virou enquanto jogava o facão para a mão limpa, sem expressar nada. Todos berravam e choravam, mas quem não fazia nada era Thomas. Ele estava congelado, de olhos arregalados, completamente em choque.

Emma não pode morrer.

Nem ela nem ele.

— Ah! E, Emma... — Elena disse, virando-se novamente para a menina e dando passos leves até ficar colada a ela. Passou a mão suja de sangue em seu rosto delicado, manchando-o. — ...eu teria acertado aqui, mas não seria tão divertido — completou, pressionando a ponta do facão na barriga dela.

— Do que... está falando...?

— Eu já fui mãe, e sei reconhecer outra.

O sorriso sádico no rosto dela aumentou ainda mais quando Emma arregalou os olhos. Então Elena também sabia. Não era mais segredo. E, se morresse agora, não teria como salvar o bebê.

— Pascal, atrás dela! — O grito de Gustav quebrou a tensão enquanto ele corria do fundo do grupo até Emma.

Pascal ouviu, mas não conseguiu se mexer. Ele trocou olhares com Elena, vendo o vermelho nos olhos da mulher que uma vez amou. Aquilo cortou seu coração e o fez cambalear e cair de joelhos. Zen viu aquilo e se virou para ele.

— Faça algo! Ela vai fugir!

O homem loiro tremia. Ele respirava com dificuldade, e suas pálpebras tremiam como um trator. Nunca sentiu tanto medo.

— Pascal! Faz alguma coisa, merda!

— Recuem...

— O quê?!

— Eu mandei recuar! Agora! Fujam!

Zen obedeceu e fez sinal com o braço, mandando todos irem atrás da montaria e correrem o mais rápido que podiam. Todos fizeram isso, menos Thomas e Gustav.

O de longos cabelos verdes segurou Emma antes de ela cair. Os olhos dela estavam pesados, mas Gustav gritava o seu nome para que ela continuasse ali. Ele retirou a blusa dela rapidamente, mas ainda com cuidado, vendo uma situação com que nunca tinha lidado antes. Ele amarrou os cabelos com uma borracha que sempre levava no pulso, própria para situações em que deveria agir.

Gustav tinha a bênção de mudar para qualquer tipo sanguíneo que quisesse, além de descobrir o tipo pelo sabor. Foi isso o que ele fez.

Passou os dedos sobre o corte e colocou o sangue na boca. O sabor era ok para ele, e o gosto metálico gritou: A-.

— Emma, preciso que respire bem fundo, está bem? Fique de olhos abertos.

Thomas andou até ali e se ajoelhou. Os olhos estavam encharcados de lágrimas, e ele só não gritava porque sabia que aquele não era o momento.

— Emma... Emma, pelo amor de Deus! Não se vá!

— Fique conosco, Emma. Thomas! Pegue a mão dela.

Thomas fez isso, e Gustav prosseguiu:

— Emma, preciso que você aperte a mão de Thomas o mais forte que puder.

Thomas soluçou quando a sentiu apertar sua mão com força.

— Isso, Emma, não solte. Isso vai doer, mas seja firme!

Gustav era maravilhoso. Ele puxou uma agulha e uma linha, dois instrumentos médicos, que ele carregava por ser um dos únicos que realizavam esse tipo de procedimentos.

— Emma, por favor, olhe para mim.

Emma tremeu enquanto virou a cabeça para Thomas. Seus olhos rosados estavam chorando, e ela grunhia querendo gritar, mas a dor era tanta que ela nem conseguia. A cena doía no coração de Thomas, que via a garota por quem estava apaixonado a um fio de morrer.

— Força, Emma... Estamos aqui.

— D... D-dói...

— Eu sei... Eu sei muito bem como é...

— Thomas, preciso que pegue a minha bolsa na minha montaria e traga rápido! Está muito sujo, não dá para fechar assim!

— Tá!

Thomas correu o mais rápido que podia, e voltou do mesmo jeito. Emma estava quase partindo, então Gustav teria que fazer milagres. O de cabelos esverdeados abriu a bolsa e tirou soro fisiológico e uma enorme garrafa de água. Ele despejou aquilo sobre o corte e limpou bem, mesmo que Emma urrasse de dor. Aquilo queimava, mas era para o bem dela.

Estava tudo limpo, e Gustav pegou um pano de dentro da bolsa e fez pressão no corte de Emma. Ela gritou, mas ele continuou, e logo o sangramento foi parando.

— Emma, está conosco?!

Aquilo era o que Gustav precisava fazer. Estava tudo silencioso, mas aquilo foi um alívio.

— Estou...

Um sorriso apareceu no rosto daqueles dois que estavam fazendo o máximo para manter Emma viva. Tudo ficou mais leve, e era como uma luz no fim do túnel ouvir a voz cansada da loira.

Eles ficaram ali parados por uns segundos até Gustav fazer o curativo nela. Ele enrolou ataduras em todo o seu corpo, além de garantir que o corte não iria sangrar novamente fazendo a sutura.

Passaram a noite ali para que Emma descansasse, mas no dia seguinte eles a levaram de volta.

TRINTA E QUATRO

Os passos de Elena ecoavam no grande salão vermelho. Seus cabelos longos não estavam empoeirados, e sua roupa estava limpa. Nem parecia que no dia anterior ela tinha atacado uma menina.

A sala já era familiar para ela, mas passou por algumas mudanças de tempos em tempos. Ainda continuava com as paredes forradas de papel de parede vermelho, e os móveis eram brancos, com adornos vermelhos. A sala dava a impressão de ser saturada e sufocante, mas Elena sentia conforto ali.

Ela subiu um degrau, cruzando os braços em seguida. Estava sem paciência, mas não parecia brava. Estava desanimada, ou melhor, humilhada.

— Elena.

— Finalmente.

A mulher se virou para a porta, a mesma por que havia entrado. Estava ali um homem de ombros largos, que usava uma batina com detalhes em vermelho. Ele tinha um cabelo negro e meio jogado para o lado, sendo a franja a parte que mais dava volume ao cabelo. Ele tinha a pele branca e usava óculos retangulares de armação preta.

Ele parecia, ao contrário de Elena, completamente calmo e paciente. Tinha todo o tempo do mundo, o que era verdade. Ele arrumou os óculos e adentrou completamente a sala. Elena se virou para ele com um sorriso, abrindo os braços.

— Sem abraços. Sabe por que te chamei.

— Sem essa, Guilherme.

— Vamos falar dos assuntos importantes, não quero me prolongar demais com você.

Elena suspirou, enquanto Guilherme foi até um dos sofás, o branco, e a mulher se sentou no vermelho, de frente para ele, separados por uma mesa de vidro escuro. Guilherme deslizou dois papéis pela mesa até a mulher alada, que pegou-os enquanto cruzava as pernas.

— O Papa quer lhe parabenizar por concluir a missão.

— Aquele filho da mãe!

— Você pode se certificar de que matou a garota?

— Eu atingi o baço dela; que pessoa sobrevive em um lugar daqueles com o baço furado?

— Certo, entendi.

Guilherme suspira e tira os óculos, olhando para Elena com os seus olhos negros e puxadinhos, apoiando os cotovelos nas coxas. Ele olha para baixo, vendo o chão de madeira escura, mas logo levanta o olhar para ver a mulher.

— Você parece cabisbaixa. Algo aconteceu durante a missão?

Elena hesita.

— Sabe que pode falar comigo. Não sou meu pai.

— Mas age como ele.

— Não entendo por que está assim. Fale comigo, Elena.

— Eu matei uma criança.

— Não, Elena. Você matou uma jovem adulta que é uma ameaça ao Complexo. Você fez o certo.

— Não é isso! Ela estava grávida!

— Estava?

— Sim!

— Bom, isso é apenas um detalhe...

Guilherme se interrompeu no momento em que notou que seguir uma conversa assim não ia ser saudável.

— Imagino como deve ser difícil para você, mas sabe que precisa ser forte. Faça isso pelo nosso dever.

Quantos anos fazia desde que Elena se tornou tão próxima de Guilherme? Talvez a partir do momento em que ela entendeu que Pascal estava morto. Mas, claro, ficamos cegos pelo amor.

— Se eu soubesse...

— Não a mataria?

Elena não respondeu.

— Me desculpe por deixar o trabalho atrapalhar tudo isso.

— Eu quero que tudo acabe. Estou cansada deste trabalho.

— Sabe que se completarmos tudo o que o pai disse, vamos estar livres deste sufoco.

— É por isso que eu faço.

Elena suspirou, levantando-se.

— Vou indo. Obrigada.

— Até mais, Elena.

— É, até mais.

Gustav hesitou.

— Elena, espere.

— O quê?

— Desculpe ter te mandado fazer isso.

— Tranquilo.

— "Tranquilo"?

— Eu tentei acertar a barriga, mas errei.

— Puta merda!

TRINTA E CINCO

Neverland nunca esteve tão instável. Nem mesmo Lisa podia conter o desespero de todos. A notícia de que Emma havia sido esfaqueada se espalhou tão rápido que nem mesmo foi necessário Pascal anunciar. Porém, Lisa ficou mais abalada que a maioria. Pascal lhe deu a informação, e ela chorou por muitos dias.

Foi feita uma reunião para explicar a situação a todos, mas ninguém sabia se Emma estava viva ou não.

Com mais de dois meses de preocupação, chegou o dia em que bateram no portão. Era manhã, logo após o café, e todos já haviam começado a fazer suas atividades, de modo que ninguém atendeu.

— Eu abro.

— Não, você pode se machucar.

— O corte já fechou, tá tranquilo.

— Emma, não.

— Emma sim!

A loira desceu da montaria e foi até o portão. Fez o mesmo da primeira vez que teve que abrir aquilo, empurrando-o com força. Ainda que ferida, Emma tinha uma força sobre-humana.

— Você está bem? — perguntou Thomas, preocupado.

— Estou ótima.

— Sabe que não deve fazer esforço.

— Sei que você é chato, Gustav.

Os dois homens suspiraram e continuaram andando, já que Emma parecia não querer subir na montaria. Todo aquele barulho fez o pessoal notar que algo aconteceu, e logo um amontoado de gente apareceu para testemunhar o que estava acontecendo.

Era uma gritaria toda. Emma estava muito diferente: inchada, e sua barriga estava maior. Quando Neverland notou quem eram os três, a bagunça aumentou ainda mais. Todos cercaram a garota e começaram a fazer mil perguntas, até que todos pararam, quando Lisbeth e Pascal chegaram.

Eles abriram espaço e caminharam até Emma, que, quando viu os dois, deu um enorme sorriso e soltou um suspiro de alívio. Já Lis chorou e abraçou Emma com força, mas sem faltar com delicadeza. Emma soltou um grunhido ao sentir uma leve dor no local do corte, mas aquele reencontro fazia a dor ser menor.

— Emma! Você está viva!

— Sim! Eu estou!

— Não sabe o quanto ficamos preocupados! — disse Pascal, também abraçando a garota.

— Achamos que tinha morrido...

— Eu nunca vou morrer. Pelo menos não até eu fazer o que devo fazer.

Thomas e Gustav desceram dos animais e foram até a garota, colocando a mão sobre o ombro dela. Mas rapidamente o gesto acabou quando a gêmea de cabelos vermelhos pulou em Gustav e o abraçou.

— Irmão!

— Irmã!

O vermelho e o verde se misturaram naquele abraço apertado. Eram idênticos, cara. O que os diferenciava era o cabelo, e só. Agora não se sabe dizer se Gustav era afeminado ou Anastásia era pouco feminina, mas isso era o de menos.

Emma se concentrou em ver o reencontro dos irmãos, porém o sorriso calmo de seu rosto sumiu quando Lis apertou seu braço.

— Emma, explique-se.

A loira se virou para olhar a mulher, que apertava com força, a ponto de o braço ficar vermelho. Emma não entendeu de primeira, mas logo viu que os olhos da moça estavam vidrados em sua barriga.

Barriga grande.

— Você está grávida!

— Eu...

Os olhos de Lis ficaram afiados.

— Eu estou.

— De quantos meses?

Emma vacilou.

— Quatro.

Lisbeth soltou o braço de Emma e levantou a mão. A menina se encolheu, pois imaginava um tapa no rosto, mas a mão foi parar atrás de sua cabeça. Lis puxou a cabeça de Emma para seu peito e a abraçou com um sorriso, acariciando seu cabelo em seguida.

— Meus parabéns...

— Lis...

— Eu estou muito feliz, Emma.

— Não está brava?

— Não, claro que não. Cada criança que nasce em boas mãos é uma bênção de Deus.

Emma sorriu, retribuindo o abraço. Todos ouviram, claro, e por isso estavam surpresos.

Thomas se aproximou das duas e colocou a mão sobre o ombro de Emma, que se afastou de Lis. A mulher olhou para Thomas e balançou a cabeça, como se desse permissão. Logo depois ela deu uma gargalhada, batendo o punho levemente contra a testa.

— Mas era óbvio! Quem mais seria o pai?

— Por favor, não bata na gente.

— Jamais faria isso. Mas pelo amor de Deus! Olhem suas roupas!

Estavam extremamente sujos, cobertos de poeira e terra, mas Emma estava pior, com a blusa manchada de sangue. Rapidamente os três foram levados para tomar um banho, mas não antes de Emma limpar o ferimento.

Ela foi até a enfermaria e tirou aqueles trapos sujos e fedorentos. Anastásia tomou a frente do processo, tirando as faixas e vendo um ferimento quase cicatrizado. Ainda estava sujo e não perfeitamente fechado, mas ela não se preocupou em fechá-lo. Foi até rápido, já que suas mãos habilidosas trabalhavam com agilidade.

Anastásia possuía a individualidade única de regeneração de tecidos do corpo, mas nunca teve que usar em um caso extremo. Ela só ajudava a sarar cortes, arranhados ou joelhos ralados.

— Você conseguiu sobreviver, hein?

— Como assim?

— Por pouco não foi danificada uma artéria vital. Você teria sangrado até a morte em segundos.

— Como não acertou?

— Não tenho ideia, mas não parece um ferimento letal. Claro, se você não estancasse o sangue e fizesse um curativo, iria morrer por uma infecção.

— Então, você está dizendo que...

— Elena não queria te matar.

— Não?!

Emma se levantou da maca rápido, mas Anastásia a deitou novamente.

— Eu não sei de nada, mas Elena pareceu errar o local.

— Do que está falando?

— Se quisesse mesmo fazer você morrer, ela poderia atacar na perna, no peito ou na própria artéria de que lhe falei. Mas o jeito como ela cortou, pelo visto errou.

Emma estremeceu.

— Ninguém que quer matar alguém vai atacar tão porcamente o baço.

— Meu Deus...

— Mas, ei, não se preocupe. Vá tomar um banho e vestir roupas limpas. Ninguém merece ficar te fungando.

TRINTA E SEIS

Era como colocar óleo em uma engrenagem velha. Neverland rapidamente tinha voltado a ser estável após Emma voltar. Com o tempo, alguns grupos saíam e voltavam, caixas apareciam e sumiam, e, claro, a barriga ia crescendo.

Emma nem estava contando em que mês da gestação estava. Só sabia que, fosse lá quem estivesse ali dentro, estava agitado.

Naquele dia em específico, finalizaria uma parte dos exames que Gustav e Anastásia fariam para verificar a saúde do bebê e a da garota. Foi rapidinho, pelo menos. Na sua cabeça passou rápido a semana anterior, que era quando fez de fato tal exame.

— Aqui está.

Gustav segurava um envelope amarelo, que tinha um carimbo estranho que Emma não conhecia.

— Que envelope é esse?

— Não somos os pais da medicina, mandamos o sangue para a Cegonha.

— Ah, certo.

— Quer ver?

Gustav estendeu o envelope, Emma tremeu antes de pegar o papel.

— Quero.

— Então pegue.

Ela pegou. Vacilou, quase que amassou o teste, mas conseguiu abrir.

Lentamente ela ia vendo as letras aparecerem.

Ela deu um enorme sorriso, apertando o papel contra o peito. Olhou com seus olhos brilhando imensamente para os dois enfermeiros, que sorriram para Emma.

— Eu tenho que ir!

— Vá lá, Emma. Parabéns.

— Obrigada! Tchau!

Emma acenou e saiu em busca de Thomas para contar a notícia. Contudo, foi barrada por Zen, que colocou a mão sobre o ombro da menina loira.

— Oi, Zen. Posso ajudar?

— Pascal solicitou uma reunião. Ele disse que é do seu assunto.

— Meu assunto? Que assunto?

— Não faço ideia. Mas acho melhor irmos, ele disse ser importante.

— Claro, vamos. Thomas está lá?

— Sim, já chegou lá. Só falta você, de certa forma.

As duas caminharam juntas até o grande salão, onde estava um enorme grupo de pessoas conversando. Emma correu os olhos pelo espaço até chegar em Pascal, que conversava com Joseph, Alex e Thomas. Zen caminhou com ela até os quatro, dando um tapinha no ombro de Emma e indo se sentar com Max.

— Emma, finalmente! — Pascal suspirou enquanto acenava para a garota.

— O que precisavam? — ela perguntou, aproximando-se ainda mais de Thomas, que acariciou seus cabelos.

— Sentem-se. Os meninos já estão cientes do que vamos falar, por isso peço que aguarde para eu dar o anúncio geral.

Emma concordou e se sentou junto dos três, que se mantinham quietos. Pascal bateu na mesa para chamar a atenção de todos, e com o silêncio, pôs-se a falar.

— Não temos mais condições de levar crianças e bebês para a Cegonha. Além de que, com a nova segurança que o Complexo anda pondo em prática, nosso número de membros está se tonando baixo demais para qualquer confronto.

— Vocês planejam um confronto? — Emma perguntou.

— É apenas uma ideia que manteremos na gaveta. Evitaremos ao máximo derramar sangue ou partir para a violência. Porém, existe a possibilidade de eles nos atacarem.

— Por qual motivo fariam isso? — quis saber Anastásia.

— Elena atacou Emma sem pudor algum, indo contra a primeira lei do Complexo: matar sem a permissão de Deus.

— Porém Emma não morreu.

— Não, mas Elena pode acreditar que sim. Atacar o baço é uma forma prática de matar sem sujar muito as mãos.

— Então para o Complexo eu não sou mais problema?

— Exatamente. Emma é uma força líder aqui dentro, e como nós mesmos vimos, sem ela ficamos descoordenados e sem saber o que fazer.

— Isso significa que, para eles, estamos desmoronando aos poucos — disse Connor, enquanto acariciava o queixo.

— Correto. Com isso, e eu estimo uns três anos, eles virão nos atacar.

— Irão atravessar a barreira?

— Sim. A esse ponto, Elena já os deverá ter convencido de que o deserto é o menor dos problemas.

— Cacete! — Emma bateu os punhos na mesa.

— Calma, Emma! Deixe-o terminar de falar — Thomas disse, confortando-a.

— Somos incapazes de recrutar crianças ou pedir ajuda para os Pilares, então só nos resta uma opção.

O murmurinho entre as pessoas subiu um pouco.

— Atacaremos as escolas.

— O quê?

— Como planeja fazer isso?

— Ninguém aqui sabe como funciona lá.

— Nem sabemos onde ficam!

— Não tem espaço para tanta gente.

— E se for perigoso?

— Ninguém sabe lidar!

Pascal bateu na mesa três vezes, calando a todos.

— Sim, nós não sabemos de nada, mas eles sabem — ele disse, se virando para Emma, Alex e Joseph.

— Nós? — disse o mais velho.

— Vocês três fugiram de uma escola, então devem saber como funciona a estrutura, a guarda, o espaço.

— Nós sabemos, mas não fazemos a mínima ideia se todas as escolas são iguais — disse dessa vez Joseph.

— E é bem por isso que vamos para o Distrito 12.

Emma, Alex e Joseph arregalaram os olhos. Eles encararam a alma de Pascal, sem poder acreditar naquela proposta.

— ESTÁ BRINCANDO?! — eles gritaram ao mesmo tempo.

— Não. Se vamos precisar nos preparar para uma possível guerra, temos que ter soldados.

Alex começou a chacoalhar Emma com força. Ela estava quieta, fazendo apenas um barulho estranho com a boca. Joseph segurava a cabeça e lentamente mexia o corpo para a frente e para trás. Pascal foi até os três e quis saber o que se passava.

— Não vamos voltar nem ferrando!

— Precisamos de vocês.

— Nem pensar!

— Vamos lá, gente. Vocês são os únicos que podem ajudaaaaaar.

— Na-na-ni-na-não! — disse Emma.

— Pascal, tem noção do que fizeram com o Alex? Foram anos!

— Estamos em maior número.

— Mas nem sabemos o que pode acontecer lá dentro!

— É por isso que vamos ter visita.

Emma franziu o cenho, mas o som da enorme porta de madeira se abrindo a fez congelar.

Da porta saiu uma coisa encapuzada. Usava um manto índigo com capuz negro, que cobria até os pés. Não mostrava nenhum dos membros, mas o mais macabro naquela figura era a máscara. Aquilo usava uma máscara com um enorme bico e chifres. Os olhos eram fundos e vermelhos, e podiam ser vistos de longe.

Enquanto se aproximava, Emma instintivamente quebrou uma perna da cadeira e a apontou para a criatura mascarada. Contudo, Pascal abaixou a arma e colocou a mão sobre o ombro dela, e foi com esse atraso que a criatura ficou de frente para Emma.

— Emma, conheça a Cegonha.

TRINTA E SETE

A Cegonha abaixou o capuz e tirou o manto negro. Em seguida retirou a máscara, por cima. Era uma mulher.

A mulher tinha longos cabelos roxos e lisos que chegavam ao peito. Ela usava um *body* negro e de látex, cujas mangas iam até os pulsos, e a gola era alta. Os seus olhos eram vermelhos e atraentes, além de um rosto fino e belo. Mas ainda existia um ponto assustador: ela tinha chifres.

Emma vacilou e quase caiu no susto, mas a mulher se curvou e fez uma reverência.

— Emma, é um enorme prazer te conhecer.

— Como... como sabe meu nome?

— Sei muito de você, porém é rude eu não me apresentar primeiro — a mulher disse, jogando o cabelo para o lado — sou a Cegonha, mas meu verdadeiro nome é Nefertiti.

— Nefertiti...

— Lamento chegar assim, sem avisar. Mas é que Pascal contatou-nos para virmos urgente.

— Contatou-nos?

— Sim, permita-me mostrar minhas companheiras.

Nefertiti bateu as mãos e das sombras saíram outras duas figuras mascaradas das sombras. Elas se aproximaram de Nefertiti e também tiraram suas roupas.

Uma possuía chifres pequenos, com um cabelo liso e roxo amarrado em um rabo-de-cavalo, com madeixas soltas na frente do peito. A outra, que estava na direita, tinha um cabelo Chanel ondulado e branco, com olhos prateados e sardas pelo rosto, e seus chifres eram os maiores de todas as três.

— Deixe eu lhes apresentar minhas irmãs, Nitócris e Nefertari.

Nefertari, a de cabelo branco, se pôs na frente das outras, curvando-se em frente à Emma. A garota engoliu em seco.

— Agora que sabe meu nome real, imagino que sabe meu nome de personagem: A Pomba.

— Não sei.

As três arregalaram os olhos, mas Nefertari ficou ainda mais em choque.

— Como assim, não?

— Nunca ouvi esse nome.

Nitócris deu um passo para a frente, colocando a mão no peito.

— Ao menos o meu, né? O Corvo?

Emma negou com a cabeça. As três suspiraram e caíram no chão.

— Pascal! Como ela não sabe os nossos nomes?!

— Eu só mencionei a Cegonha — Pascal disse, dando de ombros, gargalhando.

Nefertari deu um forte puxão nas madeixas de Pascal, gritando para ele:

— Eu sou a líder e a menina nem sabe meu nome?! Eu perco toda a credibilidade assim!

— Me desculpe! Me desculpe! Pare, por favor! Tá doendo!

Nefertari largou os cabelos loiros de Pascal e suspirou, virando-se para Emma.

— Emma, minha querida. Podemos dar uma volta?

— Ah, claro.

Emma acenou para todos e saiu com as três, que vestiram os mantos e prenderam as máscaras nas costas. Elas saíram pela porta e foram até o pátio, em direção ao lado de fora de Neverland.

— Imagino que tenha muitas perguntas.

— Tenho mesmo.

— Não se acanhe e pergunte todas que achar necessário! — disse com orgulho Nefertari.

— Por que pássaros?

— Uh?

— Os nomes. Escolheram pássaros por quê?

— Representam bem nossos trabalhos.

— Que habilidades?

— Nefertiti é a Cegonha. O trabalho dela é levar as crianças que Neverland salva para os países e mantê-las em segurança. Nitócris é o Corvo, e ela é quem traz a comida, remédios e tudo o mais, para evitar que vocês morram. E eu...

Ela suspira.

— Eu sou a Pomba. Sou a mensageira, a líder do trio.

— Vocês têm algum nome em conjunto ou algo assim?

— Pilares. Mas nem sempre usam, é mais individual.

— Entendi. Mais uma pergunta.

— Diga.

— Como assim, "países"? Vocês têm ligação com o que não é do Complexo?

Nefertari faz um sinal e Nitócris tira um enorme mapa de um bolso do manto, dando para Nefertari, que o abre e mostra para Emma.

— Estamos aqui, atrás desta grande floresta. Sabe o que tem para além dela? Para além do território do Complexo?

Emma nega com a cabeça.

— Aqui, veja, é uma terra que nos fornece todos os remédios de que precisamos, Holanda, e aqui estamos nós, mas só até este pedaço.

Nefertari mostra com o dedo um pequeno pedaço de terra abaixo da Holanda, agora indicando no mapa outro território.

— Nossas terras nunca foram do Complexo, foram deste país aqui.

— Que país é este?

— Alemanha.

— Alemanha... Espere, como assim?

— O quê?

— Como assim, as terras uma vez foram alemãs?

— Ah, veja... É uma história longa, que mexe com guerra e tudo mais...

— Não quero que escondam a verdade de mim!

Nefertari suspirou.

— Não posso dizer ainda, mas você um dia saberá.

Emma fez que sim com a cabeça.

— Entendi. Vocês sabem o que estão fazendo.

— Bom, não tem mais nenhuma pergunta? Tipo, passado, sua infância, saaaaabe...? — Nefertari disse, em um tom estranho.

— Não! Muito obrigada, Nefertari!

Ela caiu no chão novamente. Ela se assustou e a ajudou a se levantar, e logo depois, Nefertari a encarou com seriedade.

— Emma, por algum acaso está grávida?

* * *

— Sou a favor da viagem.

— EMMA!!!

— Pascal tem razão sobre isso tudo. Precisamos de apoio.

— A chegada delas fez você pensar nisso?

— Sim. Eu me sinto mais confiante agora.

— Não acredito nisso. Você concorda com isso, Thomas?!

— Se Emma diz que é o melhor, eu confio nela.

— Fala sério. Isso é perigoso!

— Já lidamos com coisa pior.

Joseph abaixou a cabeça, concordando.

— Que bom que estamos todos de acordo. Irei comunicar ao Pascal que vamos partir.

Emma saiu do quarto, deixando Thomas e Joseph sozinhos. Eles se entreolharam e Joseph suspirou.

— Ela anda estranha.

— Talvez seja por causa da gravidez.

— Talvez, mas mesmo assim, sugiro tomar cuidado. Emma fica perigosa quando quer.

Joseph andou para a porta, mas parou ao lado de Thomas e disse:

— Viu bem o que ela fez com aquela criança na igreja.

Thomas se arrepiou, e Joseph saiu do quarto, deixando-o ali.

Emma já estava informando a Pascal a confirmação de Joseph, quando Nitócris fez sinal para Emma chegar perto dela. Então, Emma é levada para a sala onde Melissa e Ana estavam.

— Emma! Olhe só que lindo! Fizemos para você levar na viagem com as passarinhas — disse animada Ana.

— O que é isso? Oh!

Emma recebeu roupas iguais às de Nitócris, Nefertiti e Nefertari. Entretanto, o manto era muito maior, e a máscara era apenas um rosto sorridente. Além do manto, recebeu um body que cobria quase a mesma coisa que o de Nefertiti, contudo ele era decotado como um coração.

— Eu realmente posso usar isso? —perguntou, olhando para a peça de látex que lhe foi entregue.

— Talvez fique apertado. Se você quiser, não precisa usar, ou podemos guardar para outro momento.

— Eu gostei, mas acho que vai apertar muito a barriga — Emma diz, acariciando sua barriga.

— Então vamos guardar para depois. Meninas, podem fazer uma roupa maior para a Emma? Estou vendo que essa já anda ficando apertada.

— Claro, Nefertari — disse Melissa.

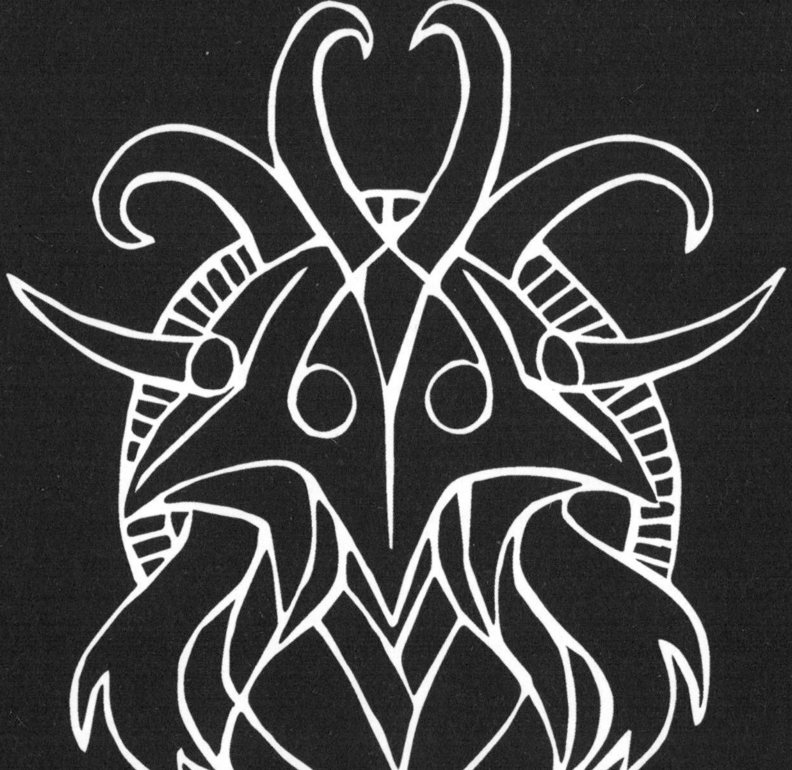

TRINTA E OITO

— Vamos todos entrando.

Do lado de fora de Neverland estavam sete carruagens de madeira. Elas eram grandes, e podiam levar umas quinze pessoas. Se iriam apenas vinte e cinco, para que tanto espaço?

Para trazer as pessoas, claro.

— Vamos ficar em cinco nas duas da frente, e mais cinco nas de trás. Três ficam no meio.

— Quanto tempo de viagem?

— Um mês e meio.

— Um mês?!

— Algo que é curioso sobre as montarias, Emma, é que elas são extremamente rápidas. Mais rápidas que um carro! — disse empolgada Nefertiti.

— Um carro, não é? O quão rápido pode ser um carro?

— Ah, Emma. Muito rápido. Em outros lugares, as pessoas dirigem carros a toda velocidade por uma pista de corridas. É chamado de Fórmula 1.

— Que incrível! — Emma diz, com os olhos brilhando.

— A sua inocência que é incrível, Emma! — grita de longe Nefertari, que se aproxima das duas.

— É culpa de onde fui criada, hahaha!

Nefertari força um riso meio triste, suspirando em seguida.

— Não é bem por isso.

— O que disse, Nefertari? — Emma pergunta após a mulher murmurar alguma coisa.

— Não é nada. Vamos, antes que fique tarde.

Aos poucos as pessoas foram entrando nas carruagens. Emma, Thomas, Alex, Joseph e Pascal foram numa da frente, e Lis, Anastásia, Gustav, Zen e Connor foram na outra. As de trás foram ocupadas por Max, Maria e outras pessoas.

Quando o sinal foi dado, as montarias começaram a galopar a toda velocidade. Emma se assustou e bateu a cabeça, mas foi acudida por todos, que temiam que se ferisse.

— Calma, eu bati a cabeça, só isso.

Nefertari, Nefertiti e Nitócris ficaram no teto das carruagens do meio, podendo ter uma enorme visão do horizonte.

Algo maravilhoso sobre a viagem foi como todos se divertiram no caminho. Por serem animais extremamente resistentes e que não se cansam fácil, as montarias pararam muito poucas vezes. Com isso, pela estrutura das carroças, o pessoal ficava se pendurando e se divertindo, subindo em espaços que sobravam, e lá ficavam sentados por horas conversando. Bom mesmo era quando os animais diminuíam o passo durante a noite e os veículos ficavam perto, pois assim eles se encontravam e faziam um certo tipo de piquenique.

Mas a diversão acabou e a tensão chegou quando, de longe, Nefertari viu algo.

— Diminuam o ritmo, vou ver o que é isso.

Então ela desceu da carruagem e deu enormes pulos, sumindo. Logo ela voltou, um pouco ofegante e com a máscara.

— Chegamos.

Um mês e vinte e cinco dias de trajeto. Emma, porém, algumas semanas antes de chegarem, começou a reclamar de que o bebê parecia mais pesado.

— Certeza que consegue descer sozinha?

— Consigo sim, Thomas. Estou grávida, não aleijada.

— Me desculpe, só estava tentando ajudar.

Emma foi na frente, e Thomas ficou atrás com Pascal, se virando para ele e perguntando:

— Eu fiz alguma coisa?

Mas Pascal riu.

— Botou um filho nela.

Thomas ficou parado mais atrás, gritando:

— O que isso quer dizer?!

E depois alcançou a todos.

Emma andava na frente, com Pascal e Lis mais para as pontas do grupo, ainda na frente, e as três passarinhas logo atrás dela.

— Meninas, distribuam as máscaras e os mantos.

As três entregaram uma máscara para cada um. Máscaras, essas, vermelhas, com dentes ameaçadores, sorriso macabro e chifres pontiagudos. Também entregaram mantos iguais aos delas. Emma, quando viu todo mundo colocando as máscaras e os mantos, se virou para Nefertari e perguntou:

— Que diabo é isso?

— Máscaras Hannya, uma coisa japonesa. Quando terminarmos, posso explicar melhor.

— Mas por que essa?

— Porque ela dá medo, vai dizer que não?

Emma suspirou, mas riu depois. Ela colocou sua máscara, a que havia ganhado com aquelas roupas, e também o manto. Com todos prontos, ela começou a andar.

O plano foi calmamente passando pela sua cabeça enquanto evitava sentir o desconforto do bebê.

É apenas ansiedade, ela pensou.

Todos tiraram dos bolsos canos e bastões, além de uma pequena faca. Pularam a cerca e subiram o morro, vendo um monte de casinhas.

— Eu nem acredito que foi aqui que eu vivi minha vida toda — Emma disse, levantando levemente a máscara para ver melhor.

— Emma, vamos.

— Sim, desculpe.

Eles então seguiram para o portão da escola. Aquele enorme grupo de pessoas mascaradas e encapuzadas daria medo em qualquer um.

"Vai ser moleza, óbvio."

Emma, que não usava nenhuma faca, pegou o seu cano e bateu com força na parede, fazendo um baita barulho. A freira que ficava no portão saiu do seu lugar para ver o que estava acontecendo, e quando viu, era Emma e seu grupo, do lado de uma parede afundada.

Ela tentou avançar para conter o grupo, mas por estarem em vantagem numérica e de força, pouco teve de ser feito. Emma apenas torceu seu braço com força até que ele quebrasse, assim o puxando e o arrancando.

A freira gritou de dor, se contorcendo e agonizando. Ela tentou rastejar até o portão, mas Emma a acertou com o cano na cabeça. Um ataque fatal.

— Podemos entrar agora — ela disse enquanto chegava ao portão, entortando as grades e abrindo um espaço para a passagem deles.

"Primeiro vamos entrar."

Assim, lá dentro, eles se dividiram em grupos de quatro, ficando um grupo em cada escada. Emma foi até o depósito e arrombou a porta, deixando outro pequeno grupo entrar.

"Vamos roubar tudo o que eles tiverem. Livros, cadernos, comida, cadeiras, remédios, roupas. Tudo!"

Então, enquanto um grupo enchia sacos e sacos de comida e suprimentos, o resto subiu pelas escadas. Emma deu o sinal batendo o cano contra outro, e assim eles começaram a avançar para as salas.

Lá embaixo estava Nefertari, na sala de professores, desativando aos poucos algumas coisas.

"Vamos abrir aos poucos. Direcionar os alunos para o pátio e os acalmar."

A primeira sala foi arrombada, mas algo não estava no plano: alguém ali dentro.

Outra freira. Sem problemas, Emma a aniquilou facilmente, mas fez muito barulho, e os alunos, dentro daquelas cabines negras, notaram e começaram a fazer tumulto.

— Ei, avise os outros sobre as mulheres — Emma disse para um membro do seu grupo, que imediatamente saiu para alertar os outros.

E então as cabines se desativaram e abriram. Alunos foram sendo revelados: eram do primeiro ano. Eram todos diferentes uns dos outros, com cabelo roxo, cabelo azul, olhos laranjas, olhos cinza. Eles pareciam apavorados. Emma bateu o cano na parede, fazendo um buraco. Então disse:

— Muita calma, pessoal! Sei que estão assustados com a situação, mas devemos manter a calma. Vamos levar vocês lá para baixo e iremos explicar o que está rolando, mas eu peço uma coisa só. Sabe? Para manter a calma entre a gente e evitar mais mortes: quem tentar fugir, nós vamos matar.

Todos estavam tremendo de medo, e Emma se virou para Thomas.

— Pode levá-los, por favor?

— Posso, sim.

Então ele deu um passo à frente e apontou a faca.

— Todos me seguindo! E sem gracinhas, ou eu deslizo essa faca na garganta de vocês!

"Ai, que lindo ele dando uma de bandido, meu Deus."

Emma estava indo para a próxima sala quando sentiu uma dor agonizante e gritou.

— Emma! — Alex gritou e tirou a máscara. Ele pegou Emma nos braços e a encarou, tirando a máscara.

— Chame o Thomas!

— Emma, pelo amor de Deus, fale o que está acontecendo.

— Tu é burro, Alex?! Ela vai ter o bebê! — Joseph gritou para Alex.

— Meu Deus, e agora?! Eu não sei fazer um parto!

— Maria, vá chamar os gêmeos! Mande também o Pascal, o Thomas e a Lis virem! Emma precisa de ajuda!

— Certo! — Maria disse, enquanto correu atrás dos cinco, que logo chegaram.

A ordem foi que continuassem com o assalto.

Anastásia e Gustav correram para Emma, que estava suada. Thomas parecia assustado, e até mesmo tentou não olhar.

— Thomas! Ajude aqui! Segure a mão dela! — ordenou Gustav.

Ele então se ajoelhou ao lado dela, segurando sua mão.

— Quem diria, né? Quem diria que nasceria aqui? — ele disse, tentando distraí-la da dor.

— Na minha cabeça não era assim — ela disse, rindo.

— E eu que acreditei uma vez na cegonha!

Emma riu, mas logo deu outro grito de dor.

— Emma, sabe o que vamos fazer com essa criança? Vamos ensinar tudo o que sabemos, e quem sabe ela se torne alguém melhor que nós?

Emma apertava ainda mais a mão de Thomas, e seu cabelo desgrenhado ia para o rosto, mas ele o tirava.

— Isso, Emma! Estamos quase! — Anastásia disse com um sorriso. —

Alguém traga água e panos! AGORA! —gritou em seguida.

Pascal olhava em choque, e foi para o lado de Emma com Lis.

— Emma, você consegue! — ele disse.

— Você vai ser uma mãe maravilhosa, Emma! É só fazer força!

A água e os panos chegaram e foram colocados entre os gêmeos.

Tudo ficou mais barulhento, e Emma fez ainda mais força, até que ela ouviu um choro.

Estava tudo calmo agora, e Emma se sentia diferente, mais leve. Os olhos fechados foram levemente se abrindo, enquanto o choro ia se intensificando.

— Você conseguiu, Emma!

Ela olhou para os gêmeos, que passavam um pano molhado sobre uma coisa melada de sangue, depois a secando e enrolando em uma toalha macia. Anastásia entregou aquilo para Emma, que ainda ofegava.

Brevemente ela olhou para todos, que sorriam e choravam de alegria. Ela olhou o que estava em seus braços e chorou, com o maior dos sorrisos já vistos.

Naquela terra, nenhuma mulher sorriu quando viu sua criança.

— Emma! É um menino!

Um menino enrugado, feioso, parecia um ratinho, mas Emma o achou lindo. Os cabelos eram meio marrons, mas pareciam mais um caramelo do que outra coisa. Ele chorava, mas isso não era nada. Emma passou os seus dedos trêmulos pelo rosto quente daquele bebê e deu outro enorme sorriso.

— Meu Deus — disse Thomas, com a boca escancarada.

Emma se virou para ele e deu um sorriso de alívio, concordando.

— É o nosso filho, Thomas! O nosso pequeno Doro!

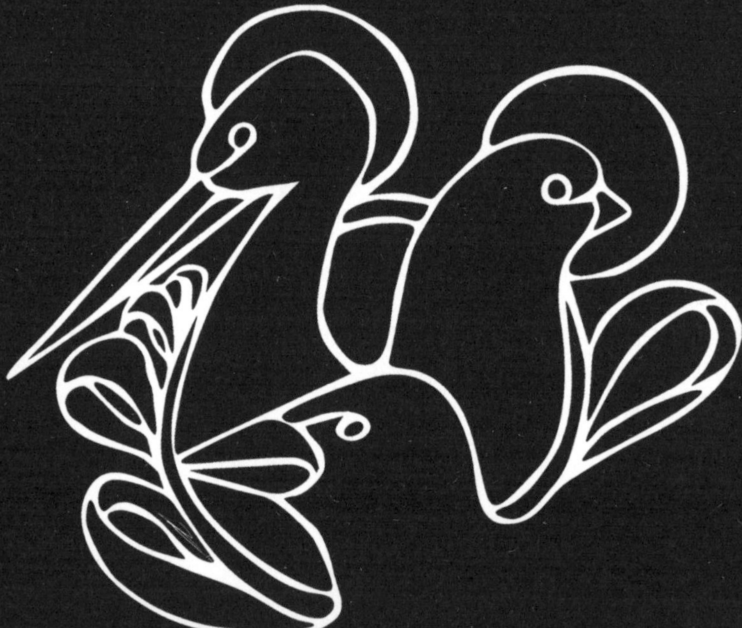

TRINTA E NOVE

— Desculpe a todos pelo tumulto. Houve uma coisinha que me impediu de vir antes. Por quanto tempo eu deixei vocês aqui?

Ninguém responde. Emma suspira e tira a máscara, olhando novamente para todos.

— Meu nome é Emma, sou a líder do abrigo Neverland. Vocês devem estar se perguntando o que diabos está acontecendo e quem são esses loucos de máscaras. Pois bem, eu respondo.

Todos tiraram as máscaras.

— Somos um enorme grupo que conseguiu escapar da desgraça deste país, o Complexo. Vocês não estão aqui para aprender coisa nenhuma! Vocês são comidos pelas chamas num sacrifício hediondo que eles fazem em nome do "cara lá em cima". Os que não são mortos viram seres sem alma que simplesmente servem para ter filhos até que não sirvam mais, e daí são descartados.

Todos pareceram surpresos pela revelação, mas Emma continuou.

— Precisamos de vocês para acabar com isso. Com a ajuda de vocês, podemos levar vantagem em uma possível guerra. Mas, claro, quem não estiver conosco, infelizmente terá que ser executado.

Emma aperta o chão com o seu pé e o afunda, assuntando todo mundo.

— Por favor, venham conosco para que possamos ir para casa.

Eles os levaram para as carruagens, e, enquanto iam colocando cada um em uma carroça, eles iam anotando os nomes.

— Martim, Ana, Gris, Pedro, Giovanni, Gustavo, Mendez, Eliza, Martha, Giorno, Dio, Jotaro, Eduarda, Carlos, Kelly...

— Molly, Jean, Edwin, Hyde, Henry, Edward...

— Fecharam? — Emma perguntou.

— Sim! Tudo certo!

— Então pé na estrada!

Emma entrou na carruagem na qual tinha vindo, indo bem no cantinho. Com muito cuidado os outros entraram, e eles começaram a viagem de volta. Doro, que dormia tranquilamente, estava no colo de Emma, enrolado em panos quentes. Thomas se sentou ao lado dela e ficou olhando para o pequeno por horas, com um doce sorriso no rosto.

— Está babando, Thomas — Emma disse, provocando-o.

— É que ele é a coisa mais linda e fofa desse mundo.

— Sabem que ele parece um rato, né? — Alex disse, apontando para Doro.

Joseph dá um forte soco na nuca de Alex, que deu um grito.

— Shhh! — Emma fez para Alex.

— Desculpe, Emma. Desculpe Doro — ele disse, esfregando a cabeça.

Doro fez um barulhinho com a boca, o que fez Emma dizer um "own". Pascal, que estava na janelinha, virou-se para Emma.

— O que significa Doro?

— Doro... É, por que escolheu esse nome?

— Doro significa presente, dádiva. E ele é o meu presente.

Pascal concordou.

— O meu significa "aquele que se alimenta", segundo aquela infeliz da Nefertari.

Emma riu, olhando mais uma vez para o bebê em seu colo.

— Espero que ele possa crescer em paz.

— Claro que vai. Além do mais, olhe a mãe que ele tem — disse Joseph.

— Que é isso? — Emma sorriu.

— Quando ficar mais tarde, quer que eu cuide dele? — Thomas perguntou.

— Acho que sim. Eu preciso ver como estão os alunos.

— Só me avise quando precisar, ok?

E ela precisou. Na noite seguinte, ela entrou na carroça do meio, onde estava a maioria dos alunos. Ela ficou apoiada na madeira que servia de auxílio para subir no veículo. Todos a olharam com olhos baixos e temerosos, até que um perguntou:

— Aonde vamos?

— Neverland, sua nova casa.

— O que vão fazer com a gente?

— Nada... Na verdade, vamos fazer uma coisa.

Emma deu uma pausa dramática e sorriu.

— Vamos dar uma nova vida para vocês. Uma vida de significado, liberdade e aventuras.

Um garoto se levantou e olhou para ela.

— Por que mataram aquelas mulheres?

— Que mulher?

— A moça que fica dentro da sala e no portão. Por que mataram elas?

— Precisamos usar violência.

— Mas isso é errado, não é? Você mesmo disse.

— Eu disse?

— S-sim.

— Então repita o que eu disse.

O menino se calou e se sentou.

— Como pensei — ela suspira. — Me entenderam completamente errado.

Mas outro garoto se levanta. Aparenta ter quinze ou dezesseis anos. Tem um olho alaranjado meio escuro, e outro azul. Seus cabelos são laranja, e curtos. Seu sorriso parece maléfico, mas não assusta Emma. Ele estende a mão com a palma para cima e diz:

— Eu confio em você, Emma!

Emma o olha com surpresa, e ele continua:

— Você fez o certo em matá-las! Ninguém pode ficar na frente de nossos objetivos, não é? Para ser sincero, eu faria a mesma coisa!

Os alunos olharam para ele em choque, um pouco assustados. O seu olhar era amedrontador, e arrancou de Emma um arrepio. Mas ela não ficou assustada, e sorriu. Ela andou até ele e ficou de frente com ele.

— Qual seu nome, garoto?

— Hyde.

— Hyde... — Emma colocou a mão no ombro dele. — Você parece um bom garoto, além de corajoso. Quero falar com você mais vezes.

— Não vou a lugar nenhum.

Emma deu uma risada e acenou, pulando para a outra carruagem.

— Conversou com eles? — Pascal perguntou, enquanto mirava uma pedrinha com um elástico no meio dos dedos de Alex.

— Conversei.

— E?

Ele atira a pedrinha e erra. Ele lamenta.

— Conheci um menino interessante.

— Quem? — Thomas pergunta.

— Hyde.

— Hyde? Que nome ridículo é esse? — Alex pergunta, virando-se para Emma, quando Pascal atira-lhe uma pedrinha no rosto. — Ai!

— Hyde é o nome de um personagem de O Médico e o Monstro, de Robert Louis Stevenson.

— Como sabe disso? — Thomas pergunta.

— Eu fiz uma peça uma vez — responde Joseph.

— Ah, é verdade. Agora eu me lembrei. Ele é um cara esquisitão e perigoso, bem louco — Alex diz, retomando as posições dos dedos.

— Por que será esse nome? — pergunta agora Pascal, mirando mais uma vez.

— Talvez seja uma homenagem, ou erraram quando anotaram o nome — diz Thomas.

— Cara, que nome que se confunde com Hyde? — Pascal pergunta com sarcasmo, antes de atirar a pedrinha.

— Como que eu vou saber, ó diabo? — retruca Joseph.

Todos riem da situação, inclusive Emma, que se deita com a cabeça no colo de Thomas. Ele acaricia os seus cabelos longos, e então Emma nota que Doro não está com ele.

— Cadê o meu filho, Thomas?

— Com os gêmeos. Acho melhor eles cuidarem dele até chegarmos.

— Ei, que dia foi ontem?

— Ahn..., acho que foi...

— Dia 15 de agosto.

— Então, Doro faz aniversário dia 15 de agosto. Que amor.

QUARENTA

Chegaram e foram recebidos muito bem por todos os que ficaram. Os alunos foram levados até Melissa e Ana, que receberam suas roupas, e logo depois foram apresentados os quartos. Hyde ficou de olho em Emma, e Emma de olho em Hyde.

— Thomas, acho que você está sendo traído — diz Zen, apontando para Emma encarando o garoto de cabelos laranja.

— Emma! — grita ele, para chamar a atenção de Emma.

— Uh? Sim, Thomas?

— Que susto, achei que tinha congelado.

— Não, só estou de olho nele — ela aponta para Hyde.

— O que tem nesse garoto que te instiga tanto?

Emma nega com a cabeça.

— Não faço a menor ideia. Algo nele é estranho.

Emma olha rapidamente para Hyde, vendo que agora ele está conversando com Pascal. Os dois então vão na direção do grupo, que estava sentado no meio do pátio tomando sol.

— Gente, conhecem Hyde, não?

— Conhecemos, sim.

— Quero que ele fique com vocês. Acredito que vão simpatizar bem com ele.

Hyde acenou.

— Oi, Hyde. Bom te ver — diz Emma.

— Oi, Emma. Eu digo o mesmo.

Emma rapidamente repara em duas coisas. Um, seu código de identificação: D8-0507. Segundo, ele tem dentes pontudos.

— Espere... — Joseph também nota algo. Ele passa a mão pelo pescoço e rapidamente olha os de Emma e Alex.

— É, você também percebeu.

— Agora que vocês falaram...

— Isso não é normal.

Hyde dá um sorriso. Emma vacila e dá um passo para trás. Joseph se levanta e agarra os ombros de Hyde, que continuava sorrindo.

— Que número é esse?!

Agora todos notaram. Hyde não era do distrito 12, e algo estava errado com a presença dele.

Será que Emma trouxe problema para Neverland?

Hyde foi amarrado em uma cadeira em uma sala escura. Emma, Thomas, Alex, Joseph, Pascal e as passarinhas estavam lá com ele. O resto ficou para acomodar os novos membros, que já estavam se acostumando com o novo espaço.

— Abre a boca, Hyde — ordenou Joseph.

— Nefertari, Nefertiti, Nitócris, vocês não reconhecem isso?

— Já vi em algum lugar, mas não me lembro — disse Nefertiti.

— Espere — Nefertari segurou o ombro da amiga. — Talvez seja...

— É impossível. Eles pararam com isso.

— Eles, sim, mas você sabe exatamente quem pode ter feito.

— Não pode. Ele está morto! Eu vi!

— Só nos resta uma forma de descobrir — Nefertari se aproxima de Hyde, segurando o rosto dele com a mão.

Hyde a encara com olhos sérios, esperando ela atirar a primeira carta.

— Holmes — diz Nefertari.

Depois de um segundo de silêncio, Hyde caiu na gargalhada. Ele começa a bater na coxa enquanto ri, e Nefertari e os outros dão um passo para trás com o susto. Hyde segue rindo por minutos, até que finalmente para.

— Ai, ai! Minha barriga está doendo!

— Eu sabia... — Nefertari o encara com olhos arregalados.

— Meus parabéns! Achei que demorariam mais para notar.

Hyde curva a cabeça um pouco para o lado e fica de cabeça baixa. Ele ainda dá alguns soluços de riso, mas depois suspira e levanta a cabeça. Seus olhos brilham intensamente no escuro, então finalmente confessa:

— Meu nome é Edward Holmes Hyde, o homúnculo de Marchal Holmes.

QUARENTA E UM

— Me admira ainda ouvir esse nome — diz Nefertari. — Até porque Holmes está morto.

— Quem dera, mas o coroa ainda tá de pé.

— Hyde, o que quer aqui?

Ele ri, olhando em seguida para Emma e apontando para o próprio pescoço.

— Sabe o que é isso, Emma? Isso no meu pescoço?

Ela não responde. Só o olha em choque.

— Uma estrela de oito pontas. Se lê *Dê-oito, zero-cinco-zero-sete. Decore bem isso, ok?*

— Quem é você? — ela pergunta.

— Eu já falei! Meu nome é Edward Holmes Hyde.

— Não, não o seu nome. *Quem é você?*

— Pfft, menina esperta. Te criaram bem. Teu pai é esperto.

— Meu pai?

— Não acredito que não falaram para ela! — Hyde diz, olhando para Nefertari e suas irmãs, e apontando para Emma com a mão.

— Não tínhamos certeza de que ele estava vivo.

— Ele quem? — Emma pergunta.

— Vamos, conte para sua amiga.

Nefertari respira fundo e se vira para Emma. Com um olhar sério, ela aperta os punhos e diz:

— Emma, você é uma minoria entre a minoria. A exceção da exceção.

— Nefertari, não estou entendendo.

— Emma, escute bem o que vou te dizer, pois isso é de suma importância para este país e para o futuro dele. Por favor, preste atenção. Você nasceu nos campos de reprodução, mas com cinco anos foi adotada por um homem muito rico. Isso acontecia algumas vezes. Homens e mulheres ricos escolhem uma criança com individualidades e os criam como crianças na sociedade normal. Esse homem que te adotou se chama Marchal Holmes, um médico e cientista francês rico. O que aconteceu depois não é certo. Ele te levou para a França, mas devolveu. Trouxe você de volta com dez anos, e daí você começou a estudar no Distrito Doze. Provavelmente apagaram sua memória. Eles fazem isso com todos que vão entrar na escola.

Emma entende, mas aponta para Hyde em seguida.

— E quem é ele?

— Hyde é um dos homúnculos que o doutor deve ter criado. Mas não faço ideia do que ele faz aqui.

— Certo, mas, Nefertari, me diga: o que é um homúnculo?

— Ah, bom... Eles são minicriaturas artificiais que os alquimistas gostariam de ter criado, mas nada aconteceu. Usamos esse termo para corpos carnais, mas sem vida, emoções ou laços. Existem homúnculos no Complexo: são as freiras e camponeses.

— E por que Hyde *é um deles?*

— Bem, seu pai pode ter criado mais de um, mas não tenho esse dado.

— Obrigada, Nefertari.

Emma se aproxima de Hyde com passos leves, se curvando.

— O que você quer?

— Seu pai soube que escapou. Sou direcionado a te proteger e te levar em segurança à França para ver o seu pai.

— Diga para ele que não vou a lugar nenhum. Não agora.

— Não disse agora.

Emma arregala os olhos. Hyde aproxima a boca da orelha de Emma e sussurra:

— Eu tenho que te proteger da guerra, Emma. Esse é meu dever como seu irmão.

Ela concorda e começa a desamarrar Hyde. Thomas dá um passo para a frente e diz:

— Emma! O que está fazendo?

Ela então se vira, mostrando um sorriso amável e verdadeiro.

— Ele é meu irmão, Thomas. Somos parecidos, não é? Isso é proposital? — ela pergunta para Hyde.

— É, sim. Holmes me criou com características suas, mas algo também único. Posso até dizer que somos gêmeos. Nossos DNAs são quase idênticos, exceto que eu não tenho sexo e algumas coisas suas.

— Isso é tão legal! Espero poder me divertir ao seu lado, irmão!

Emma colocou a mão sobre o rosto de Hyde, que fez o mesmo com ela. Eles se olharam da forma que Anastásia e Gustav se olham: compartilhando informação. Olhares vidrados um no outro se quebraram com o abraço entre os irmãos.

QUARENTA E DOIS

Você acharia estranho três anos e meio se passarem depois do encontro dos irmãos? Pois foi isso o que aconteceu. Emma mal se lembra desses pedaços, por isso é inútil descrevê-los. Mas algo especial acontece neste ano, ou melhor, nesta virada.

Dezembro. Neve, frio, comida quente e gripe. Pascal passou por este último caso. Ele ficou gripado, tendo que ficar de cama. Todos se revezavam para passar um tempo com ele no quarto. Não era nada grave, mas era importante.

A porta bateu e Pascal permitiu que entrassem. A porta se abriu com Emma e Doro.

— Olha ali, o vovô todo doente.

— O vovô tem que tomar remédio! Né, mamãe?

Emma concordou enquanto fechava a porta. Ela e Doro se aproximaram da cama, e Emma se sentou num banquinho, dando o pequeno no colo de Pascal.

— O vovô vai melhorar, não é?

— Vai sim, Doro! O seu avô é extremamente forte! — Pascal responde com um sorriso.

— Que bom! Que bom! Daí ele vai poder brincar na neve comigo de novo!

— Vai sim!

Com três aninhos de idade, as características de Doro foram se tornando suas próprias. O seu cabelo era cor caramelo, e seus olhos eram verdes reluzentes, como uma esmeralda. A pele de Doro era escura, mas não tanto quanto a do pai. Um bege escuro, pode-se dizer. Ele tinha algumas sardas no nariz que eram adoráveis, e Emma sempre falava isso.

A alegria do momento era ver o pequeno brincar na neve. Ele chamava todos de tio, menos Pascal, que era "vovô".

— Como se sente, Pascal?

— Melhorando. Acho que mais uns dias e eu posso levantar.

— Já tomou o remédio?

— Sim, Gustav me trouxe.

Emma sorriu. Alguém bateu à porta.

— Está aberta!

Hyde entrou.

— Oi, Pascal. Como se sente?

— Melhor. Obrigado por perguntar.

— Oi, Hyde. O que precisa?

— Queremos mostrar algo para o Doro.

— Tio Hyde! — Doro, quando percebeu a presença do garoto, pulou da cama e correu para seus braços.

— Doro, meu garoto! — Hyde o pegou e o ergueu no céu, sorrindo e o abraçando.

— O que quer me mostrar, tio?

— Está na neve! Vamos lá!

— Vamos! Vamos!

Com isso, Hyde saiu do quarto com o pequeno Doro na garupa. Pascal fungou e disse:

— Achei que homúnculos não criassem laços ou tivessem emoções.

— Tecnicamente é assim, mas a realidade é mais complexa. Eles podem acabar criando emoções, mas o propósito não é esse. É como um erro, mas nada que seja um problema.

— Neste caso é até bom, não é? Que Hyde tenha desenvolvido emoções.

— Sim, isso é ótimo.

De repente batem na porta novamente, só que dessa vez mais freneticamente. Emma se levanta e abre a porta, dando de cara com Joseph, cheio de neve no corpo.

— EMMA, TU TEM QUE VER ISSO!

— O que foi, Joseph? Por que está cheio de neve?

— Sem tempo para explicações. Vem!

Joseph agarrou a mão de Emma e a levou até o pátio. Eles viram ali uma coisa inacreditável. Fortes feitos de neve e madeira. Não havia ninguém, até que Joseph grita:

— Ataquem!

De trás das fortificações, várias pessoas atrás delas, e de repente, elas começam a jogar várias bolas de neve em direção da loira. Ela, sem ter saída, grita e é bombardeada pela neve, caindo no chão. Emma fica parada, sem falar nada.

— Nós a matamos? — pergunta Zen, esticando o pescoço.

— Não sei, acho que sim — reponde Alex.

— Emma? Emma, responde — Joseph a cutuca com um galho fino na barriga.

Ela reage. Pula e agarra Joseph, jogando-o na neve.

— Injusto! Você me pegou despreparado! — ele grita, cobrindo o rosto dos ataques da garota.

— Sinta minha fúria!

Ao fundo, todos riam.

— Quem foi o engraçadinho que teve a ideia? — Emma interrogou, moldando uma bola de neve nas mãos.

Todos apontaram imediatamente para Hyde, inclusive Doro.

— Como é?! Vocês ajud...!

Emma o acertou com uma bola de neve com muita força, pois ele caiu direto no chão.

Foi rápido criar uma guerra de bolas de neve, o que divertiu a todos. Enquanto a batalha corria solta, Nefertari e as outras pararam no telhado de Neverland, olhando, com um objeto ao lado. A líder juntou um monte de neve e, depois de mirar, atingiu a loira em cheio na nuca, que estremeceu e caiu de joelhos.

— Emma, desculpe acabar com a graça, mas temos algo que pode lhe interessar.

— O que é? Um casaco quentinho?

— Melhor ainda.

Nitócris empurra uma silhueta negra do teto para baixo, que cai exatamente em um monte de neve empilhado.

Emma se aproxima aos poucos, estendendo o braço para verificar o que estava no manto. Contudo, aquilo se mexeu, começando a levantar e a resmungar. Emma pisou fundo e deslizou a perna, em posição de defesa. Os outros, lá atrás, recuaram, temendo o desconhecido dentro do manto negro.

Uma mão retirou o manto, revelando-se. Emma ferveu de raiva.

— Achei que eu seria melhor recebida, até porque me ofereci a vir aqui pacificamente.

Longos cabelos, batom, vestido longo, asas. Elena deu passos na neve para se livrar completamente do manto, jogando o cabelo para trás. Ela levantou a mão ao nível do rosto e a fechou, pegando algo: uma pedra que Alex jogou.

— Belos reflexos, Elena.

— Ando praticando, mas não sei você.

Emma ficou firme, mas sem abaixar a guarda. Disse:

— Surpreendente você querer fazer uma visita. O que a traz aqui?

O vento corta o ar, fazendo o cabelo de Emma dançar. Ela arregala os olhos e sua frio, virando-se trêmula para trás, observando o ás de espadas cravado na parede.

— Quero jogar. Apostar tudo.

— Tudo...?

— Sim, tudo.

A mulher abriu bem as asas, exibindo-as ainda mais. Em seguida, apanhou o rosto da loira com as luvas, dizendo com um sorriso:

— Mas se puderem me entregar um casaco primeiro, podemos falar melhor.

Emma titubeou, com os olhos tremendo na presença da mulher. Thomas se aproximou, ficando um pouco atrás dela.

— O que devemos fazer? — perguntou.

— Arrumem um casaco quentinho para Elena, e nos faça um café. Temos muito a conversar.

— Certo.

QUARENTA E TRÊS

— Pôquer indiano?

— Isso.

— O que é isso?

— É um jogo simples, na verdade. O *dealer* irá entregar uma carta do baralho vermelho, e é esta carta que teremos que memorizar. Depois, você vai receber a carta-fantasma deste outro baralho. Ela tem dois valores: depende de como a carta for dada. Você deve gritar o valor dela, e assim você recebe a terceira carta. Essa última carta você não pode ver, tendo de colocar ela na frente do rosto, assim. Daí começam as apostas. Você deve apostar uma ficha de seu nome por turno, mas também pode apostar uma ficha do nome da outra. Então, você deve decidir jogar sua carta-fantasma ou a carta que fica na testa. A mão mais forte é um "par" composto de dois números iguais. Logo abaixo, há a "marca", composta por dois naipes iguais, e o pior é o "porco", composta por um par onde nenhum combina. Caso nós duas estejamos com pares iguais, a mão com maior soma total será a vitoriosa. Fácil, não?

— Pôquer indiano não é assim — Hyde diz, franzindo o cenho.

— Então podemos dar outro nome. O que acha, Emma?

Emma observava a mesa com os baralhos postos, os encarando.

— Emma, sabe que não tem que concordar com isso — disse Thomas, com Doro nos braços.

— Existe uma carta-fantasma, não é? — ela diz, quebrando o silêncio. — Então isso quer dizer que ela pode ser nosso coringa, mas pode nos dar uma mão pior do que se usássemos a carta da testa.

— Exatamente.

— Elena, me diga uma coisa — Emma levanta a cabeça, mostrando um sorriso empolgado. — Podemos chamar esse jogo de *Pôquer Fantasma*?

Elena bateu as mãos e sorriu, dizendo várias vezes: — Podemos, sim! Podemos, sim!

— Vamos aos valores e às apostas. Você nunca jogou cartas, não?

— Nunca.

— Muito bem. As cartas mais fortes em naipe são: paus, copas, espadas e ouros. Nossas fichas podem valer o quanto você decidir. Podemos apostar ilimitadamente, mas isso não mudará nada, claro, além da punição do perdedor.

Hyde apertou o punho, mas Elena seguiu:

— Eu deixo com você a escolha dos pesos, Emma — ela diz, entregando duas fichas, uma preta e a outra vermelha.

Emma pega a vermelha, colocando ao lado do rosto.

— Essa será a minha ficha, vale 400.

Elena concorda. Agora Emma pega a ficha vermelha com a outra mão, colocando no outro lado do rosto.

— E essa vai ser a sua ficha, ela vale 4.000.

— Quatro mil?! — Hyde bate na mesa, pegando os ombros de Emma e a encarando. — Você enlouqueceu?!

— Hyde, está tudo bem — ela diz com um sorriso.

— Como pode?! A partir do momento que uma ficha vale mais que a outra, se torna impossível de ganhar contra quem tem a ficha mais valiosa se sua mão for fraca! Pense, Emma! — ele gesticula, apontando para a cabeça.

— Hyde, qual o problema?

Ele empacou ao ver os olhos de Emma. Mesmo estando normais, eles explodiam de adrenalina.

— Eu não jogaria se não fosse para correr o risco! — ela bate as mãos, dando um sorriso enorme. Em seguida diz, virando-se para Elena: — Quando podemos começar?

— Agora mesmo. Hyde, você se importaria de ser o *dealer*?

Hyde titubeou por um instante, mas suspirou e concordou.

— Maravilha! — Elena jogou três novos baralhos para Hyde, que embaralhou cada um deles em sua vez.

Ele jogou a primeira carta, a carta vermelha. Emma encarou sua carta com o mesmo sorriso de antes, mantendo-a na mão. Depois, Hyde jogou a carta-fantasma, que Emma pegou na hora.

Ela não se deu ao luxo de esconder a carta dos outros, mas não fez de propósito. Thomas viu, e celebrou.

— Isso! Um cinco e um três de espadas!

Então Hyde jogou a última carta, que Emma colocou na testa ao mesmo tempo que Elena. Então ele disse:

— Para iniciar a partida, deve-se fazer uma aposta de cartas de próprio nome.

Elena colocou sua ficha na mesa, e Emma fez o mesmo.

— Farão alguma aposta a mais?

Elena negou, mas Emma colocou duas fichas pretas na mesa.

— Eu aposto duas fichas.

— Hmmm... Sua mão deve ser boa, Emma.

— Vai aumentar? — Hyde pergunta.

— Não, vou deixar assim.

— Então podem mostrar as cartas.

Elena tem a carta preta e um três de ouros. Mesmo que ela tenha um três de outro naipe, ou outra carta de ouros, Emma ainda tem o naipe maior!

Elena colocou na mesa sua carta vermelha e sua carta negra, o que fez Thomas quase pular de alegria, mas ele se decepcionou. Emma jogou a carta-fantasma e sua carta negra.

— Um par de ouros e um porco. Elena ganhou a partida.

— Mas o que...?! Se ela tivesse jogado...

— Mas que pena, jurava que tinha uma mão melhor! — Emma disse, colocando os dedos sobre os lábios, lamentando.

— Tudo bem, o importante é apostar!

Hyde jogou a carta vermelha, depois a fantasma, e por fim a negra. Thomas vacilou quando viu a mão pessoal de Emma, deprimindo-se.

— Façam as apostas.

Elas colocaram suas fichas na mesa, até que Emma disse:

— Elena, por que escolheu esse jogo?

— É simplesmente meu jogo preferido. Contudo, Guilherme não é um bom apostador, o que deixa o jogo entediante.

— Eu entendi. Acha que sou uma boa apostadora? — Emma cerrou os olhos como uma ameaça.

— Estou descobrindo isso agora.

— Bom, espero que encontre uma resposta satisfatória. Eu aposto uma ficha, Emma.

— Aposto duas, Elena.

Thomas arregalou os olhos, sentindo-se perdido.

— Revelem as cartas!

Emma pegou a carta negra e a fantasma. Elena usou a vermelha e a fantasma.

— Um par de seis contra um par de copas. Elena vence.

— HAHAHAHAHA! Emma, se esforce mais!

— Me desculpe, ainda estou entendendo o jogo.

Depois de recolher as fichas, Elena suspirou e olhou para Emma com um sorriso.

— Que tal intensificar o jogo?

— De que forma?

— Diminuiremos os turnos de dez a cinco.

— O quê?!

Não! É impossível! Já estaríamos na metade se fosse desse jeito! Não aceite, Emma! ***Não aceite!***

— Tudo bem!

Essa garota é burra? Assim ela vai me dar a vida dela de graça!

Mais uma rodada. Cartas lançadas, Thomas seguiu frustrado. Emma apostou uma ficha Emma, já Elena apostou duas fichas Elena novamente.

— Elena, sabe do que eu gostei nesse jogo?

— O quê?

— Sua medíocre estratégia para ganhar.

— O quê? — Elena arregalou os olhos.

— Achou que eu não perceberia? Não se engane desse jeito!

— Do que você... está falando?

— Não é obvio? Seu plano nunca daria certo!

Hyde sorriu.

— Você também percebeu, Emma?

— Do que vocês dois estão falando?!

— Elena, ficou óbvio como você tentou ganhar vantagem. Desde o inicio você ficou observando as expressões de Thomas quando eu pegava as cartas-pessoas e quando você pegava a carta negra. Dependendo do que ele demonstrava, você sabia que carta usar, ou apostar menos!

Os olhos de Emma brilharam, e ela delicadamente levantou a mão, ficando, na visão de Elena, abaixo do queixo de Thomas.

— Porém, na primeira você quis se certificar de que ele reagiria, por isso apostou baixo. Eu percebi como suas asas tremeram quando você viu as cartas que tinha. Com toda a certeza era um par, por isso eu amarrei a corda no meu pescoço e joguei o porco!

Emma caiu na gargalhada, e então Thomas se aproximou e abraçou o rosto de Emma, com os olhos brilhando feito brasa. Os de Emma estavam arregalados e vazando adrenalina.

— Achou que poderia ganhar na minha casa?! Que tolinha!

Elena abaixou as sobrancelhas, com medo.

— Eu cubro! — disse Emma, colocando na mesa mais duas fichas Elena.

— As apostas estão feitas. Revelem as cartas!

Com as cartas na mesa, Hyde segurou a risada.

— Hyde, isso é feio!

— Me desculpe, Emma... Mas Elena...

A mulher olhou para Hyde suando, sendo encarada por olhos laranja e azuis ameaçadores.

— ELA TE PEGOU DE JEITO, NÃO É?!

Na realidade, Elena nunca teria a chance de ganhar ali. Poderia ter sido bem mais vantajoso jogar nas terras da igreja, em que Elena manda e possui influência. Mas em Neverland, ela praticamente estava colocando a cabeça na guilhotina.

Vitória atrás de vitória, Emma ganhou todas. Elena ofegava enquanto segurava tremendo as cartas. Emma puxava as fichas com um sorriso nobre e calmo, mas que matava por dentro. Hyde, depois de contar as fichas, decretou a vitória para Emma.

— Tirem Doro daqui!

Ela se levantou e foi até Elena, acariciando seus cabelos.

— Eu acho seus cabelos muito lindos, sabia? — Ela fez sinal para que buscassem alguma coisa.

— Obrigada...

— Por quanto tempo deixa crescer?

— Acho que... desde meus dez anos...

— Ia ser uma pena... perdê-los, né?

— O que...?!

Hyde coloca um facão na mão de Emma. A lâmina brilha em um feixe de luz que faz Elena engolir em seco.

— Por favor, não!... Essa é a coisa que Guilherme acha mais bonito...

— Sério? Ele é tipo, seu namorado, né?

— Sim...

— Sabe o que eu acho engraçado? — Emma passa o facão pela cabeça de Elena até seu pescoço.

— O quê?

— Que ele não ache nada mais bonito que um monte de cabelo.

— O que quer dizer com... — Elena sente a lâmina na escapular de sua asa.

Ela olha para Emma, vendo-a sorrir sadicamente.

— Por favor, não! Eu imploro! Isso é o que me faz viver!

— Também... Eu acho engraçado como, quando você vê que é a desfavorecida, se ajoelha para se proteger.

— Emma, não! Eu conto tudo! Posso dar o que quiserem, apenas não faça isso, por favor!

— Foi mal, mas eu não sou mais a criança que poderia ser manipulada.

Elena gritou, e aos poucos o seu vestido branco pintou-se de vermelho. O sangue escorria e fazia uma pequena poça de pingos no chão.

— Emma...

— Eu sei, Elena.

Eu me tornei um monstro.

QUARENTA E QUATRO

— Agora é lei nunca mencionar o acontecimento na estação passada. Tudo o que devem fazer agora é se concentrar no plano de guerra.

— Temos bastante gente.

— Em um ano podemos trazer ainda mais.

— Armas podem facilmente ser confeccionadas.

— Podemos fazer bombas caseiras.

— Marcharemos direto para a torre e mataremos o papa.

— Devemos proteger as escolas e os campos de reprodução.

— Sem tempo a perder! Ao trabalho!

Agora é somente isso que se pensa. Contudo, mesmo sendo ideia de Emma, ela quer parar de pensar um pouco nisso. Durante uma noite, Emma montou em uma montaria e cavalgou até o deserto, mantendo-se bem acordada.

Chegando lá, foi bem para dentro do deserto, vendo luzes no horizonte. Ela desceu da montaria e se sentou no chão, levantando a poeira branca. Pela ideia do lugar, parecia a lua.

Levantou a cabeça e observou a dança dos incompreendidos, aguardando uma determinada pessoa.

— Desculpe a demora.

— Que nada, eu que cheguei cedo — Emma disse, sorrindo.

Méie se sentou logo ao lado dela, apoiando-se ainda no cetro de madeira. Ela sorriu, olhando para o horizonte.

— É bonito, não?

— É lindo. Isso é uma cidade normal, não é?

— Sim. Ela é maravilhosa, mas também barulhenta.

— Por causa dos carros, não é? Nefertari me falou um pouco sobre a civilização.

— E o que achou?

— Interessante. Gostaria de estar em uma um dia. Sabe o nome daquela ali?

— Não sei, não. Mas se um dia eu descobrir, lhe contarei.

— Obrigada.

O vento começou a soprar levemente, fazendo a brisa tranquila e fresca. Sem mais neve, sentir a brisa era um prazer da vida.

— Você precisa falar sobre algumas coisas, não é?

— Ah, Méie! É tanta coisa!

— Pode falar, temos todo o tempo do mundo.

Emma sorriu, mexendo no chão.

— Eu temo a guerra.

— Quem não, meu amor?

— Mas não é isso. Tenho medo do que pode acontecer. Medo de que, se eu fracassar, todos podem ser atormentados pelas consequências da minha imprudência.

— É esse pensamento que vai garantir a vitória.

— O quê?

— Pensar desse jeito vai garantir que você consiga a melhor estratégia.

— Tá, mas e o Doro? E se eu não conseguir estar lá para ele? Eu quero que ele cresça, tenha uma vida comum, igual à das crianças que vivem nas cidades de verdade!

— Quando tudo se acalmar, saberá que tudo valeu a pena.

— Até arrancar as asas de um anjo?

— Até arrancar as asas de um anjo.

— Mas tem muito mais! São perguntas que eu não consigo responder sozinha! Méie! Me ajude!

Mas não tem ninguém ali.

— Méie? Méie! Por favor! Eu não sei o que vou fazer agora! Me ajude! Eu preciso de ajuda!

QUARENTA E CINCO

— Você está bem, Emma? — Hyde pergunta enquanto a loira bebe um gole d'água.

— Não sei. Estou nervosa.

— Também estou, mas vai ficar tudo bem.

— Doro... Será que ele vai ficar seguro?

— Ele está com Lis, além de que, ele tem cinco anos.

— Sinto que tudo pode desmoronar.

— Sabe por que não vai desmoronar?

— Por quê?

— Porque temos o *Ying Yang* na batalha, além de um exército de mais de mil pessoas!

— Ying Yang? — Thomas pergunta, apertando as fitas em seus braços.

— Preferiam café com leite? Ying Yang é mais promissor.

— Eu tenho que concordar — diz Alex.

Emma consegue rir, mas isso não acalma os seus nervos. Eles estão perto do objetivo, e, como previu Nefertari, a batalha ia ser rápida.

Sim, foi rápida.

— Máscaras!

Eles colocaram suas máscaras e apertaram os mantos. Emma, com armas em todas as partes do corpo, deu o sinal, e foram todos para suas posições. Contudo, o que andava calmo foi ficando intenso.

No início eles estavam levando a melhor. Como Hyde tinha dito, a probabilidade de usarem homúnculos como soldados era grande, o que facilitaria matá-los. Homúnculos morrem quando atingidos no peito, cabeça ou barriga. Por carregarem armas mixurucas, foi fácil enfrentar.

Emma ficou de olho em Thomas, pois esta seria a única vez em que ele entraria em um conflito. Mas ele estava ótimo. Usava o arco flamejante para atingir os baldes de gasolina. O plano chamado "Alemanha" consistia em que os com habilidades de velocidade correriam pelo campo e jogariam gasolina em pontos estratégicos, e os com habilidades de mira, ou nula, como Thomas, jogariam o fogo, causando incêndios.

Emma estava na linha de frente. Mesmo com o fogo, a paisagem ainda estava linda, tranquila. Ela via no rosto dos colegas o sorriso da satisfação, a previsão da vitória!

Por pouco tempo.

Emma apagou. Simplesmente piscou e caiu no chão. Não se sabe o motivo, mas uma hora e meia passou, e tudo mudou.

Por um errinho na noite anterior, a batalha havia sido comprometida.

— Tome isso, Emma. Ajuda no desempenho.

— Não, não sei se consigo. Tomei os de ansiedade e não sei se consigo tomar nada agora.

-- Tudo bem, mas não se esqueça de tomar ainda hoje.

Deitada, ela via o fogo tomar conta de tudo. Pessoas correndo e muito sangue.

Merda, eu me esqueci do remédio!

Quando abriu os olhos, seu coração apertou.

Jovens caídos no chão, mortos. Alguns corriam com medo, outros ainda persistiam na luta. Com a consciência recobrada, Emma pôde correr até Anastásia, que estava alguns metros adiante.

— Anastásia!

— Emma! Onde você estava?!

— Eu desmaiei! Quando tempo se passou?!

— Sei lá! Umas horas!

— O que aconteceu aqui?! Por que tantos dos nossos estão mortos?!

— Não previmos armas de fogo! Mas os arqueiros os mataram!

— Quantos mortos?!

— Uns 300!

— Cacete, isso é gente demais!

Emma começou a olhar ao redor, buscando uma saída. Perder tanta gente não estava nos planos, mas ela precisava agir rápido.

Vai tudo por água abaixo! Eu fiz merda e perdi tudo! Nós vamos morrer!

Até que balbuciou algo.

— O quê?! — Anastásia perguntou.

— Pensar desse jeito vai garantir que você consiga a melhor estratégia.

— Quê?!

— É isso! Anastásia!

— Eu?!

— Mande todos para a torre! Eu já sei o que vamos fazer!

— Emma! Não é perigoso?!

— Eu sou o Deus que vai salvar todos nós!

E com essas palavras Emma correu com todas as forças. O cano que catou no meio do caminho lhe trouxe ótimas memórias, em que se sentiu viva. Sentiu que tinha um propósito.

Ela devia viver, para que Doro crescesse tranquilo. Devia viver para que pudesse ver o amor da sua vida sorrindo mais uma vez. Devia viver para garantir que conheceria seu pai. Devia viver para garantir a vida de milhões de pessoas que estavam presas naquele momento!

Correu muito, mas não se cansou. Arrombando a porta da torre, viu centenas, ou até mesmo milhares de degraus. Mesmo sabendo do desafio, ela correu. No meio da subida, tropeçou. Ao cair, seu cabelo se enroscou em uma rachadura, custando a sair. Não havia tempo — e agora?

Procurou, pois sabia que em alguma parte de sua roupa havia uma faquinha. Conseguiu achar, e, gemendo de dor, cortou o cabelo, deixando-o para trás. Seguiu correndo, pois se parasse começaria a sentir dor.

Último andar. Como deveria ser, o trono do papa. Garantiu suas armas, e, após tomar um tempo para respirar, chutou a porta de vidro, quebrando-a.

O homem nem se moveu, mas ela não notou tamanha armadilha.

— Seu desgraçado! Eu vou te matar com mil batidas desse cano!

— Emma! Para trás!

Uma voz familiar.

— O quê?

Algo... Não, *alguém* a empurrou, fazendo-a rolar para longe. Quando se virou para olhar, viu algo que fez o seu interior inteiro sentir culpa.

Elena segurava uma espada contra um homúnculo que apareceu de surpresa. Ela fazia forças contra ele, até que o acertou com um golpe na cabeça, o decapitando.

— Elena! Eu...!

— Não estou aqui para fazer as pazes com você! Faça o que você tem de fazer!

Emma olhou para Elena, que sorriu.

— Vou ajudar seus amigos lá embaixo! Boa sorte! — E, depois disso, correu.

— Obrigada, Elena! Eu lhe devo para o resto da vida!

O sorriso de Emma sumiu quando se virou para o papa, que ainda permanecia quieto. Ele tinha uma enorme barba branca, porém era careca. Ele disse:

— Não achei que os filhos de Deus se rebelariam contra ele.

— Você não tem o direito de falar nada.

Emma se levantou, ofegante. Agora tudo o que ela deixou para depois no campo de batalha parecia vir com tudo. Dor nos músculos, cansaço e falta de ar.

— Vai me matar? Que decadente!

— Posso negociar com você.

— É mesmo? — ele ergueu os olhos. Emma sabia o que tinha feito.

— Se você aceitar ir preso por boa vontade, não morrerá. Mas, claro, vai ter que me dar a coroa do país.

— Jamais!

— Eu sabia que falaria isso. Para ser sincera... — ela se aproxima da orelha dele, sussurrando: — *...eu não cumpriria a promessa!*

— Argh!

Ali mesmo, acertando na barriga, Emma usou pela última vez o cano como arma. A barriga daquele homem sangraria até que ele não tivesse mais forças para respirar, e assim, tudo estaria ganho.

Perdeu muito, mas ganhou a coisa mais preciosa de todas: a vida.

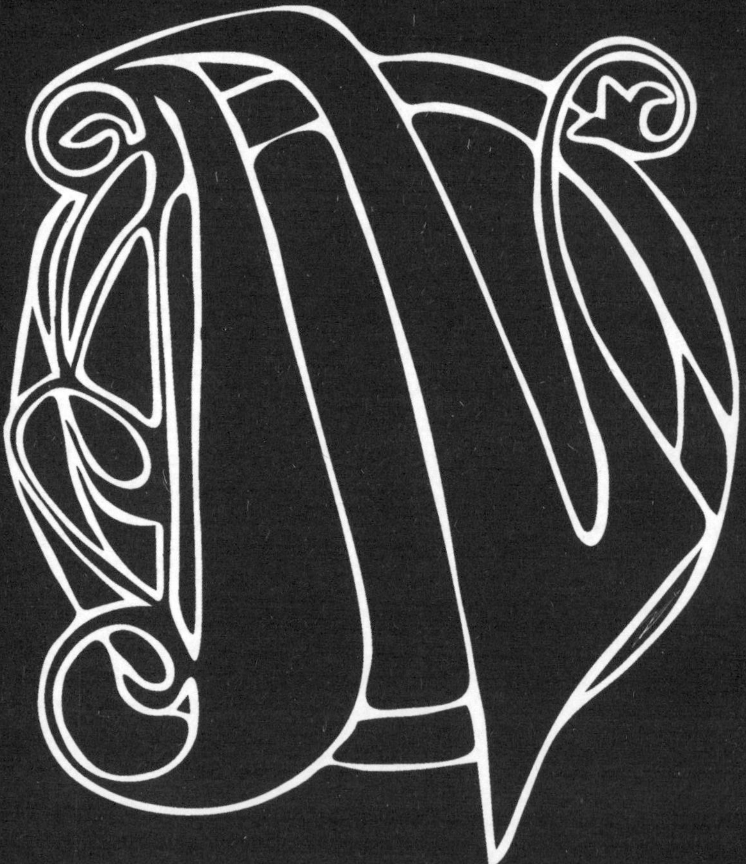

O FIM

Batidas na porta que começaram leves foram se intensificando até se tornarem murros. O dorminhoco logo levantou no susto, quando ouviu:

— SE EU ENTRAR TE TIRO O COURO!

Então, rapidamente, abriu a porta, com longos cabelos caramelo e castanhos bagunçados. A pele escura, iluminada pelo sol da manhã, depois de tamanho ataque, recebeu um:

— Bom dia, filho.

— Bom dia, mãe.

— Arrume-se para a escola. Você vai levar sua irmã.

— Pera! Eu tenho mesmo?!

— Tem, sim. Não sei qual o grande problema disso.

— É vergonhoso.

— Doro, você tem quinze anos. Nessa idade se começa a namorar, e as meninas adoram um irmão que cuida da irmã.

— Que ódio!

— Você é muito ranzinza, Doro. Se vista e vá tomar café.

— Tá! — Doro diz, antes de bater a porta.

Ele logo desce as escadas, passando à sala de estar, e chega até a cozinha, onde está sendo servido o jantar. Está tudo normal: seu pai está de óculos, lendo alguns papéis. Sua mãe está botando a comida na mesa enquanto tira o avental de cima de suas roupas formais. Sua irmãzinha coloca na boca um pedaço de fruta, com enorme sorriso. É uma manhã ótima.

— Doro, você vai ver sua mãe depor hoje?

— Você vai depor? Não ia fazer isso na sexta?

Emma deu um enorme sorriso e se sentou à mesa.

— A ONU me chamou.

— A ONU CHAMOU VOCÊ?!

— Eu disse que ele ia ficar surpreso — diz Thomas, rindo.

— Sim!

— Que incrível, mãe! Sobre o quê?

— Evolução do país. Ai, Doro, fico tão feliz quando você se anima desse jeito!

— Como não me animar? Mãe, você é a presidente do melhor país de toda a Europa! Se arriscar, do mundo!

— Que é isso, filho...

O celular de Doro vibra. Ele verifica o que é e gagueja um pouco.

— É a Ayano, não é?

— Sim... Eu tenho que ir! Prometo que levo a Alice semana que vem!

— Tudo bem!

Doro coloca a mochila no ombro e pega uma banana.

— Tchau, pai, tchau, mãe! — ele diz, acenando, até chegar na pequena. Nela ele dá um beijo na testa. — Tchau, Alice!

— Bom primeiro dia de aula, filho!

— Valeu!

— E, espere!

Doro para antes de sair da cozinha.

— Sim?

— Lembre-se: nem todo mundo teve a mesma vida que você. Então, sem brigas!

— Prometo! Tchau!

E depois sumiu. Emma riu sem graça, pegando seu pão.

— Ele vai brigar, né?

— Claro que vai, ele é o Doro.

Ela suspirou e olhou para o relógio, vendo que está atrasada.

— Merda! Tenho que ir! Thomas, leva a Alice pra mim!

— Tudo bem, até mais tarde!

E então Emma saiu em disparada para pegar o táxi. Chegando à avenida, ela fica no meio de um cruzamento, lembrando dos horários.

— Eu vivi para ver você assim.

Ela se assusta com a voz repentina, se virando. Vê um homem alto, de roupa social, de cabelos loiros e olhos vermelhos. Ele sorri, abrindo os braços.

— Você está linda, Emma, minha filha.

POSFÁCIO

Olá. Sei que esta não é, de longe, a melhor investida de uma autora com o leitor. Contudo, eu não sei a melhor forma de me apresentar. Olá, para quem me conheceu da escrita em Neverland, ou para quem é meu conhecido ou já me conhece de escola ou curso.

De todo modo, meu maior agradecimento é para você, que está com este livro em mãos. Seja ele novo, que acabou de sair de uma sacola de livraria, ou retirado de uma estante em uma biblioteca, ou apenas emprestado de um amigo ou parente. Claro, eu sou eternamente grata por você e toda pessoa que decidiu gastar suas economias ou o dinheiro do almoço ao comprar este livro. Obrigada mesmo.

Nunca me passou pela cabeça que uma simples recomendação me faria escrever um livro. Muito menos um livro do zero. Neverland nunca foi algo previsto de acontecer na minha vida. Foi o contrário.

Caso você seja como eu, e acompanhou a temporada de inverno de animes, percebeu as semelhanças deste livro com a obra "The Promised Neverland". Seria muito grosseiro e egoísta eu não admitir, mas, sim, este livro teve por base o anime.

Posso dizer que começou bem quando eu estava no carro, aguardando meu pai comprar algo no posto de gasolina, logo depois de ele me pegar na escola. Meu costume de baixar as músicas das aberturas dos animes a que assisto me fez criar uma cena mínima, mas que se tornou o ponto de partida para tudo isto começar.

Imaginar três pirralhos pulando um muro me fez ter a vontade de ouvir essa música de um minuto por todo o resto do trajeto. Daí começou.

Não sei, apenas fui fertilizando a ideia e cuidando dela com carinho. Lembro de que, no meio de uma aula, rabisquei o design da protagonista, que não se chamava Emma. No início, seu nome seria Mei, e todos os outros teriam nome de raiz japonesa.

A ideia da aparência dela era completamente diferente, e muito mais a personalidade. Mei seria fria e calculista. A mais inteligente do grupo, que mataria sem pensar em ninguém além dela. Pelo menos é isso que eu entendo quando vejo aquele desenho. Além disso, seus cabelos eram como uma cópia malfeita da protagonista do anime, também chamada Emma. E me envergonho de quase copiar uma obra na cara dura.

Mas, por algum milagre do bom Deus, essa Mei nunca saiu daquele papel. Deixei ela lá, castigada pela sua aparência copiada e personalidade maldosa. Eu tinha que criar algo mais bonito, como um cogumelo.

Em uma das primeiras noites de surto em que eu tentava começar a escrever o bendito prólogo, lembro de ter visto nos recomendados do meu YouTube um documentário sobre cogumelos. Eu assisti? Não!

Provavelmente me lembrei disso quando comecei a escrever, pois usei a metáfora, ou seja lá o que era aquilo, com cogumelos. Não sei se ficou bom, pois não importa o que eu leia neste livro, eu posso sentir vergonha ou me orgulhar.

Talvez, pensando de um ponto pessimista, escrever este livro foi a coisa mais tola que já fiz. Mas claro que não é assim. Foi tudo incrível. Oito meses (quase nove!), toda noite, pensando em que diabos eu iria fazer com a Emma.

"Com quem Emma vai ficar?" Primeira dúvida que tive. No início, o plano era um relacionamento com Joseph. Mas daí eu criei Thomas.

Eu me viciei em ouvir musicais, e acabei esbarrando no Reddit de "Dear Evan Hansen", que nem ouvi nem fui atrás de assistir, mas em que encontrei a arte de um dos personagens: Connor. Achei o cabelo dele o máximo, daí tentei botar em Thomas. Ficou parecido? Não, mas eu gostei.

Todos tinham um objetivo na história, ou uma minivocação, menos o tal do Thomas.

Busquei e busquei ideias no fundo do baú da minha cabeça, e daí pensei enquanto desenhava: que tal fazer algumas cicatrizes? Dito e feito. Lá estava Thomas, com a cara arrebentada e uma cicatriz no pescoço.

Tentei não deixar óbvio durante a narrativa seu passado, mas me orgulho do enigma ultradifícil que criei. É impossível você ligar os pontos na primeira lida, principalmente em capítulos específicos. Como não sou um monstro, vou contar para você, mas se não quiser saber, tudo bem. Foque na sua investigação, sir.

Thomas é o mais velho pelo motivo de ser resgatado por Pascal em sua fuga. Você não pegou isso também, né? Pascal é esse tal cara que não quis engravidar a Elena. Bem por isso que eles não são chegados.

Mas, voltando ao meu personagem favorito... Ah, eu falo disso depois. Bem, Thomas tem algo especial. Conhecem Amnésia Infantil? Bem, é isso que faz você não se lembrar de quando aprendeu o ABC. São memórias que você descarta.

Thomas não tem isso. E por isso, desde pequeno, ele via sua mãe sendo maltratada por todos no campo de reprodução. Quando criança, ele não teve a mesma oportunidade de Emma, e por isso viveu o inferno na terra.

Para piorar ainda mais, Thomas era negro e meio atrasado, o que fazia todos andarem com olhares feios para ele. Porém, a gota d'água foi quando ele rejeitou a mutação genética. Daí a coisa ficou feia, e Thomas se tornou o saco de pancadas da área.

Pascal o salvou, e por isso Thomas vê esse homem com tamanho orgulho. Pascal é o pai amável que ele nunca teve, o pai que ele deseja ser.

Ficou curioso quando eu falei do meu personagem favorito, né? Thomas é meu favorito, e não nego. Entre matá-lo ou matar a Emma, mato a menina do jeito que for, mas protejo o meu menino Thomas.

Eu me arrependo de não abordá-lo tão bem, mas tudo girava em torno de Emma, até mesmo um país.

Contudo, eu também amo muito o Hyde, o Alex, e principalmente o Guilherme.

Para quem se pergunta o que aconteceu com ele e Elena, aí está um pouco de fan service para quem torcia para eles: ficaram juntos para sempre.

Não tive o menor desejo de abordá-los, nem a mais ninguém, depois da posse de Emma. Prefiro deixar o leitor torcendo pelos casais, mas posso dizer mais dois, apenas. Alex e Joseph são o casal mais "cúti-cúti" que criei neste livro, e Hyde e Nefertari são o casal obscuro que, quando ninguém espera, estão anunciando o casamento.

Mas, deixando o livro um pouco, tenho pessoas especiais para agradecer e referenciar. Sei que eu deixei na dedicatória minha professora, Meire, mas não posso me esquecer de todos os outros.

Ayle, como quem me conhece provavelmente entendeu, é uma réplica fantasiosa e ansiosa da bibliotecária da minha escola.

Ana, eu te agradeço muito por ter-me deixado usar os computadores da biblioteca, e "encoberto" quando eu usava o da sua parceira. Se não fosse pela sua companhia, este livro nunca seria o mesmo.

Claro que meus amigos não podem ser deixados de fora. Refleti em cada jovem de Neverland uma pessoa, ou até duas. Mas uma pessoa em especial merece reconhecimento. Mais especificamente, dedico Zen à Sofia Zocche. Mesmo ela sendo outra personagem que não ganhou o devido reconhecimento, espero que tenha entendido que ela é você. Zen protege e auxilia Emma com suas emoções instáveis.

Uma cena que eu deveria ter adicionado, mas não o fiz por falta de coesão, seria Emma e Zen se encontrarem no momento mais terrível para a protagonista. Nessa cena, Emma estaria quase desistindo, e pensaria em acabar consigo mesma. Zen a protege, com palavras que só ela sabe usar. No caso, só Sofia sabe usar as palavras codificadas para me salvar quando eu penso em desistir.

Minhas duas amigas do coração, que conheço faz anos, criaram os dois companheiros de Emma: Alex e Joseph. Alex é chato, engraçado e imaturo. Minha amiga, Sofia Vargas, é bem assim. Sempre me faz rir, me acompanha, mas me irrita. Amanda, por outro lado, é a garota que eu julgo internamente, mas sei que faz o certo. Ela é carinhosa e atenciosa, além de fofa. Por isso, Joseph é tão atento a Emma e Alex. Ele os quer manter seguros.

E, como eu disse antes, o livro foi dedicado à minha professora. Eu não a coloquei durante a história em momentos dinâmicos, onde interação entre personagens é cobrada. Meire, você é Méie (sim, eu sei, minha criatividade é de outro mundo...). Mesmo aparecendo apenas duas vezes, criei-a para ser a luz no fim do túnel para Emma. No último capítulo, antes da guerra, Méie tem um diálogo com Emma. Essa conversa é um reflexo da que eu tive com ela quando quase desmoronei e larguei tudo.

Mas eu fiz uma promessa que acidentalmente virou enredo. Pascal é meu professor de Geografia, Rafael. Foi na brincadeira. Eu disse que o colocaria no livro, e coloquei.

Pascal é basicamente ele, o meu professor, mas com o detalhe de que ele tem feriados e o poder da vida eterna.

Agora, sendo direta e reta, vou falar dos gêmeos.

Eles são meus pais. Não sei dizer quem é quem, mas são. Ambos salvaram Emma em momentos em que ela precisava extremamente, e em que, por não seguir seus conselhos, ela acabou ferrando tudo, ou quase. Mãe e pai, eu não sei o que dizer, simplesmente.

Vocês me apresentaram a literatura. Mesmo que tenha começado por livros que toda criança lê, ainda assim vocês me alimentaram com o amor pela leitura. A coisa mais incrível de casa é quando vocês, ou eu mesma, perguntamos sobre o livro cuja leitura estamos dividindo. É ótimo quando vocês compram um livro que eu gostaria de ler, e quando eu não o leio por inteiro por não gostar, ainda assim vocês têm um sorriso no rosto. Não sei, mas acho que vocês amam o fato de eu ler.

Este livro é para todos, inclusive quem eu uma vez amei. Se um dia você ler, saberá que é você.

Eu agradeço a todos, desde você, leitor, até todos que disseram "Você está escrevendo um livro? Que legal!", e aproveitavam para me perguntar sobre a trama. Tudo isso me fez chegar aqui, com a vida realizada. Se eu morrer amanhã, morrerei feliz, pois escrevi meus sentimentos em forma de livro.

Obrigada.

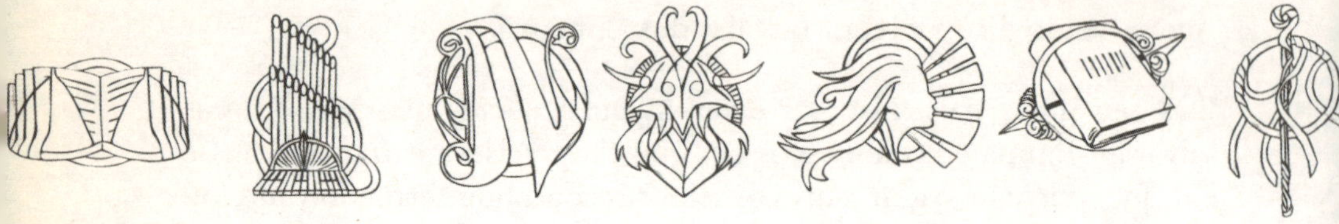

Bom, nada disto seria possível sem a ajuda de todas as pessoas que contribuíram para a minha vaquinha online. Eu nunca teria conseguido bancar este sonho sozinha, sem a ajuda de cada uma dessas pessoas. Além disso, eu devo agradecer às turmas da minha escola e da escola em que meu pai trabalha, que doaram sem nenhum compromisso valores inacreditáveis para contribuir para esta realização. Neverland não é um sonho só meu, mas de todo mundo que prestou a mínima ajuda.

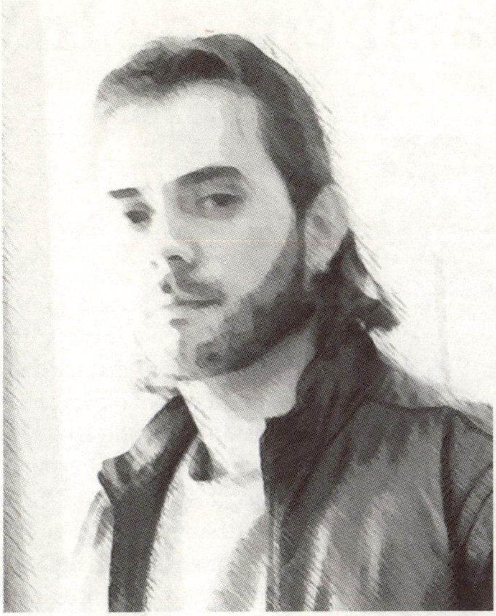

SOBRE O ILUSTRADOR

Logan Portela é formado em Desenho Industrial pela PUC-PR em 2004 e com especialização em Comunicação, Cultura e Arte na mesma instituição. Foi sócio-fundador da LON Produções Culturais. Atua no mercado como designer gráfico, diretor de arte, produtor cultural, ilustrador, fotógrafo e professor. Como artista gráfico, desenvolve trabalhos nos ramos de ilustração, arte digital, fotografia e escultura 3D e tradicional.

Sempre busca a mescla entre a realidade e a fantasia, o sonho e a realização; vaga por diversos estilos e nesse quarto livro se aventura na ilustração infantil.

Leia também, da InVerso

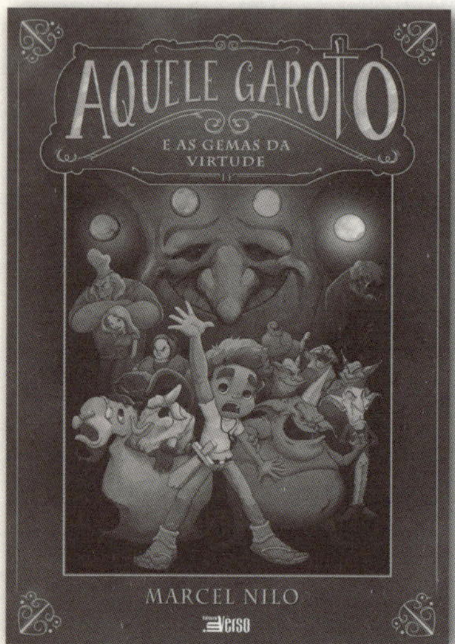

AQUELE GAROTO E AS GEMAS DA VIRTUDE
(juvenil)

Certa vez um pequeno gnomo de cabeça avantajada e riso pastelão contou a seguinte história: "Um dia, aquele garoto sem mágica das terras de Lá entrou em nosso mundo com o coração aflito em desespero. Mal sabia ele que essa aflição o colocaria em um caminho de aventuras e descobertas incríveis em busca das já esquecidas Gemas da Virtude. Este livro conta a história desse garoto, e você deveria conhecer nosso mundo com ele". De repente, algo inusitado ficou claro: o gnomo havia desaparecido e sua voz ecoava pelas montanhas como o eco do vento, deixando para trás o livro que você tem em mãos.

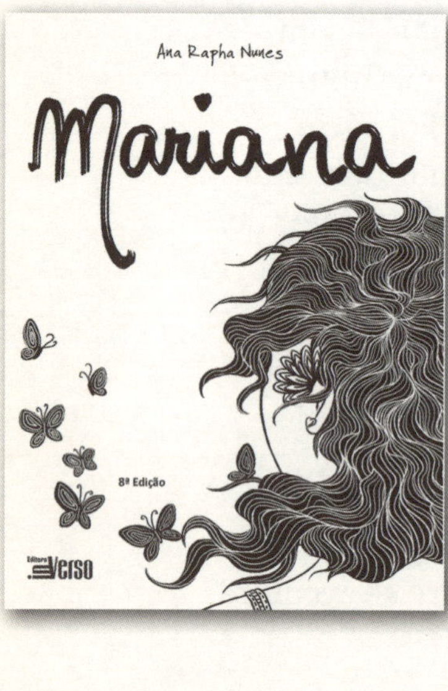

MARIANA
(Juvenil)

Mariana é uma menina que vive em uma pequena cidade de Minas Gerais. Passa os seus dias rodeada pela natureza, subindo em árvores, pegando fruta no pé, observando o pôr-do-sol, aproveitando as alegrias da infância. Vai crescendo e sonhando com o mar...
No entanto, nem tudo são flores no caminho da menina, que terá de largar sua terra natal e ir com os pais para a cidade de Mariana. Lá surgirão novos amigos, florescerão descobertas e o seu primeiro amor. Mas um mar de lama atravessará o seu destino. A coragem e a determinação serão fundamentais para Mariana que se vê obrigada a crescer de uma hora para outra. Em poucos minutos, a sua vida e a de tanta gente irão virar de cabeça para baixo. O que fará Mariana diante desse novo universo?